中国药师协会患者教育委员会组织编写

风湿免疫病

患者用药手账

主　审　张耀华（中国药师协会）
　　　　李大魁（中国药师协会，北京协和医院）

总主编　朱　珠（北京协和医院）
　　　　张晓乐（北京大学第三医院）

主　编　徐晓琳（首都医科大学附属北京儿童医院）
　　　　李彩凤（首都医科大学附属北京儿童医院）
　　　　沈　敏（北京协和医院）

编　者　徐晓琳（首都医科大学附属北京儿童医院）
　　　　李彩凤（首都医科大学附属北京儿童医院）
　　　　沈　敏（北京协和医院）
　　　　檀晓华（首都医科大学附属北京儿童医院）

插　图　夏宇轩（浙江省人民医院）
　　　　王　琳（青岛大学附属医院）

人民卫生出版社

图书在版编目（CIP）数据

患者用药手账. 风湿免疫病 / 徐晓琳，李彩凤，沈敏主编. —北京：人民卫生出版社，2020

ISBN 978-7-117-29965-7

Ⅰ. ①患… Ⅱ. ①徐… ②李… ③沈… Ⅲ. ①风湿性疾病 – 免疫性疾病 – 用药法 Ⅳ. ①R452②R593.21

中国版本图书馆 CIP 数据核字（2020）第 066489 号

患者用药手账—风湿免疫病

主　　编：徐晓琳　李彩凤　沈　敏
出版发行：人民卫生出版社（中继线 010-59780011）
地　　址：北京市朝阳区潘家园南里 19 号
邮　　编：100021
E - mail：pmph @ pmph.com
购书热线：010-59787592　010-59787584　010-65264830
印　　刷：北京顶佳世纪印刷有限公司
经　　销：新华书店
开　　本：710 × 1000　1/16　　**印张：**5
字　　数：101 千字
版　　次：2020 年 6 月第 1 版　2020 年 6 月第 1 版第 1 次印刷
标准书号：ISBN 978-7-117-29965-7
定　　价：26.00 元
打击盗版举报电话：010-59787491　E-mail：WQ @ pmph.com
质量问题联系电话：010-59787234　E-mail：zhiliang @ pmph.com

填写意义与填写指导

填写意义：

- 贯彻落实《中国防治慢性病中长期规划（2017—2025 年）》和《“健康中国 2030”规划纲要》文件精神，促进慢性病患者安全合理用药，提高慢性病患者规范管理率，减少用药风险与隐患。
- 为了保障医疗安全和用药安全，患者需要清楚了解所服用药品的名称、规格、用法用量，关注药物治疗期间的各种反应及医疗相关指标的变化。
- 遵从医嘱，按时按量用药，对于患者至关重要。清晰的患者用药目录、用法用量以及用药后反应记录，能够帮助医师了解患者的治疗进度和病情变化，也便于药师为患者梳理用药情况，讲解用药注意事项。

填写指导：

- 本手账专为风湿免疫病患者设计。
- 本手账应由您（患者本人）或您的家属填写；当您不清楚如何填写时，请咨询医师或药师。
- 用药前，请您认真阅读医师或药师给予的用药指导或特殊提示，并整理记录于本手账中。
- 建议您将处方粘贴于本手账后的“贴处方处”，以备查。
- 在用药过程中，请您随时记录用药后的各种反应及用药相关问题，以便下次就诊时向医师或药师咨询。
- 请您妥善保管本手账，并在就诊、咨询或购药时携带和出示。

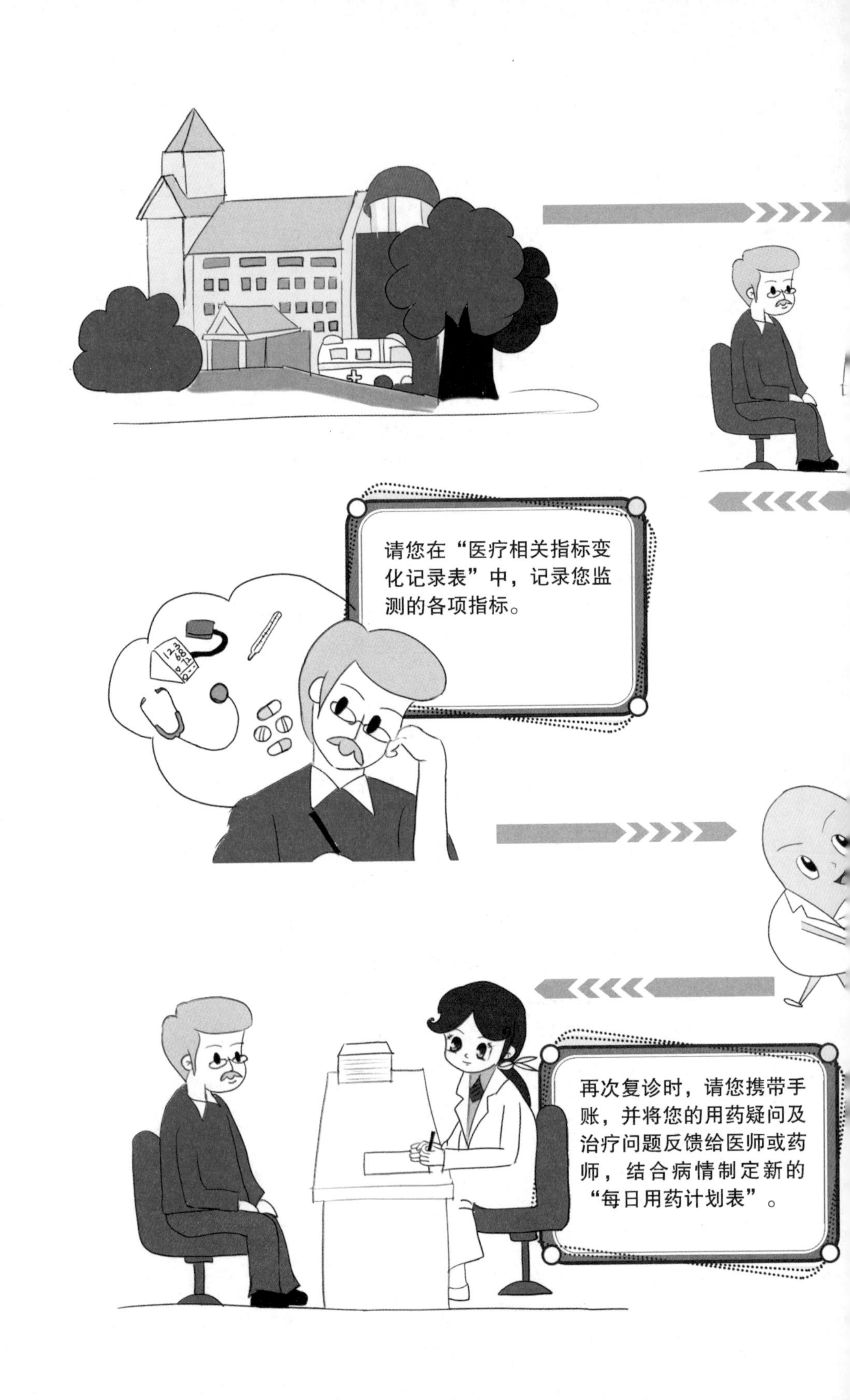
请您在“医疗相关指标变化记录表”中，记录您监测的各项指标。
再次复诊时，请您携带手账，并将您的用药疑问及治疗问题反馈给医师或药师，结合病情制定新的“每日用药计划表”。

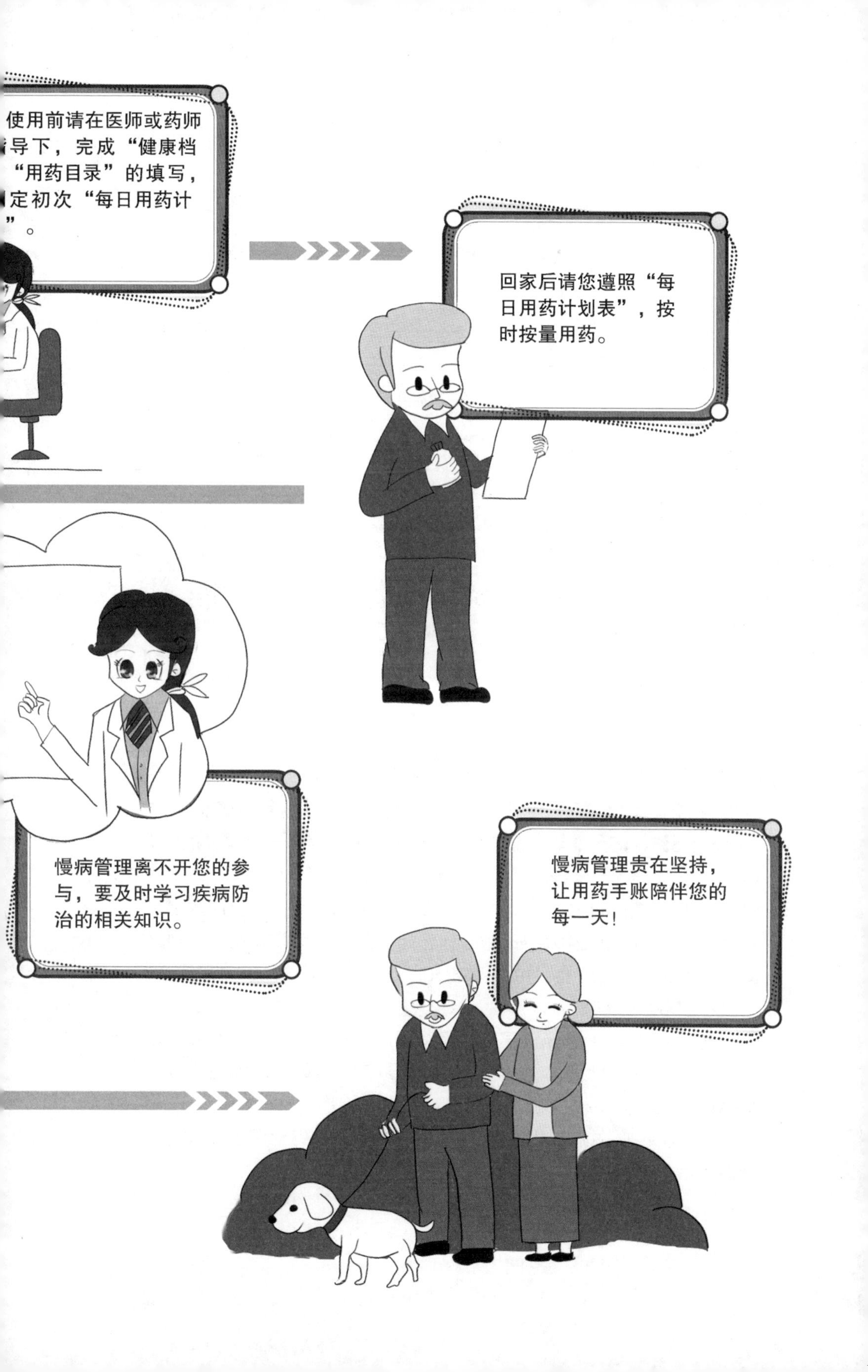
使用前请在医师或药师
导下，完成“健康档
“用药目录”的填写，
定初次“每日用药计
”。
回家后请您遵照“每
日用药计划表”，按
时按量用药。
慢病管理离不开您的参
与，要及时学习疾病防
治的相关知识。
慢病管理贵在坚持，
让用药手账陪伴您的
每一天！

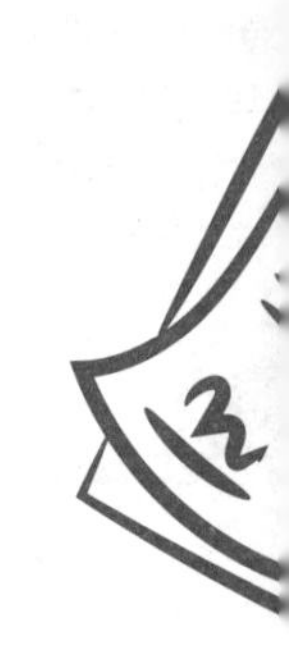

健康档案

患者基本信息

姓名:____________ 性别:________________ 出生日期:______________

病历号:__________ 医疗付费方式:________ 医疗保险号:____________

个人职业:__________________________________ 教育程度:___________

家庭住址:____

电子邮箱:____

联系方式:单位____________ 家庭住址____________ 手机____________

患者诊疗相关信息

血型:□ A □ B □ AB □ O / Rh:□阳性 □阴性

身高:____cm 体重:____kg 体重指数(BMI):____kg/m^2 腰围:____cm

肝功能:□ 正常 □ 异常 _______ 肾功能:□ 正常 □ 异常 ________

血常规:白细胞______$\times 10^9/L$,血红蛋白______g/L,血小板______$\times 10^{12}/L$

注:

1) BMI 计算公式:BMI= 体重(kg)/ 身高^2(m^2)。

2) 腰围测量方法:保持直立,两脚分开 30~40cm,用一根没有弹性、最小刻度为 1mm 的软尺放在右侧腋中线髋骨上缘与第十二肋骨下缘连线的中点(通常是腰部的天然最窄部位),沿水平方向围绕腹部一周,紧贴而不压迫皮肤,在正常呼气末测量腰围的长度,读数准确至 1mm。

3) 记录 BMI 和腰围的意义:超重和肥胖是导致血压升高的重要原因之一,以腹部脂肪堆积为典型特征的中心性肥胖还会进一步增加高血压等心血管与代谢性疾病的风险,而衡量超重和肥胖最简便和常用的生理测量指标即为 BMI 和腰围。

- BMI 通常反映全身肥胖程度,成年人正常 BMI 为 18.5~23.9kg/m^2。BMI 在 24.0~27.9kg/m^2 为超重,提示需要控制体重;BMI$\geq$28.0kg/m^2 为肥胖,应减重。
- 腰围主要反映中心性肥胖程度,成年人正常腰围 <90/85cm(男 / 女)。如腰围$\geq$90/85cm(男 / 女),提示需控制体重。

既往病史(□有　□无):

- 心　脏 ________
- 肝　脏 ________
- 肾　脏 ________
- 消化道 ________
- 呼吸道 ________
- 过敏性 ________
- 其　他 ________

既往用药史(□有　□无):

- ________
- ________
- ________
- ________
- ________
- ________
- ________

过敏史(□有　□无):

- 药　物 ________
- 食　物 ________
- 其　他 ________

药物不良反应史(□有　□无):

- ________
- ________
- ________

生活嗜好(□有　□无):

- 吸烟史 ________
- 饮酒史 ________
- 其　他 ________

家族病史(□有　□无):

- ________
- ________
- ________

是否使用中药材(□有　□无)

是否使用保健品(□有　□无)

临床诊断:

____

____

____

注:当您不清楚如何填写时,请咨询医师或药师协助填写。

药品名称知多少?

药品,属于物质范畴,和人一样均有名称。在我国,药品名称有多种,常见如下。

- 通用名:是国家药典委员会按照一定原则制定的药品名称,是药品的法定名称,其特点是通用性。每种药品只能有一个通用名,如填写示例中的“布洛芬混悬液”。在药品包装上,通用名常显著标示,单字面积大于商品名的 2 倍,字体颜色使用黑色或白色。
- 商品名:指一家企业生产的区别于其他企业同一产品、经过注册的法定标志名称,其特点是专有性。商品名体现了药品生产企业的形象及其对商品名称的专属权,使用商品名须经国家主管部门批准,如填写示例中的“美林”。药品包装上的商品名一般与通用名分行书写,其单字面积小于通用名的 1/2。

我国药品一药多名现象严重,同一通用名的药品常有多个商品名,在用药安全上存在隐患。服用多种药品前,请务必看清药品的通用名是否相同,以避免重复用药、过量用药甚至引发中毒。

用药目录

起始日期	结束日

填写示例

2020.1.1	2020.3

通用名及剂型	药品商品名	药品规格	生产厂家	用药原因
洛芬混悬液	美林	100ml	强生	抗炎、退热

注：当您不清楚如何填写时，请咨询医师或药师协助填写。

用药目录

起始日期	结束日期	药品通用名及剂型	药品商品名	药品规

填写示例

2020.1.1	2020.3.30	布洛芬混悬液	美林	100

注：当您不清楚如何填写时，请咨询医师或药师协助填写。

产厂家	用药原因
强生	抗炎、退热

风湿免疫病是一大组疾病的统称，它会损害全身多个组织和系统，表现也多种多样，有发热、关节肿痛、口腔溃疡、皮肤出疹子或溃疡、肚子痛、贫血、出血、血尿、蛋白尿，甚至胸闷、憋气、头痛等。可以说，患者从头到脚任何一个部位的症状都有可能是由风湿免疫病所引起的。现代医学认为，它们是由于人体的免疫系统异常激活，产生了针对自身的免疫细胞和免疫分子。

风湿免疫病是不治之症吗？

科学家们发现，只要能够有效控制免疫系统的异常反应就可以减轻甚至治愈风湿免疫病。发病后，不管症状是轻还是重，大部分患者的病情是可以得到有效控制的。关键是，控制病情后一定要按照医师的指示进行规律治疗、随访及科学的自我管理，才能收到较稳定的效果。

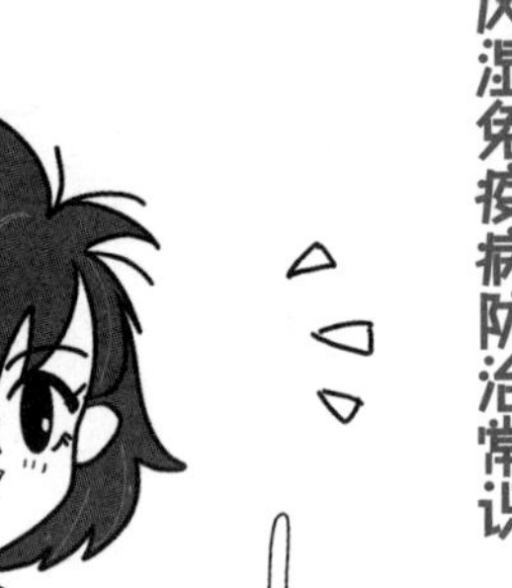

患者只有认识并理解风湿免疫病，才能有效阻止其进一步发展。由于风湿免疫病症状常表现不一，对于同一种疾病，有些患者症状比较单一，而有些患者症状比较复杂。患者要深入了解病情的关键以及发病的机制，在治疗过程中积极配合医护人员，与医师药师多交流，主动去了解疾病，掌握疾病的规律，这样既可以避免治疗走弯路，耽误治疗时间，又可以减少医疗费用。

风湿免疫病属于慢性病，一般需要服用常用药物 3 个月或以上，症状才会开始出现缓解，且治疗一般需要持续 1 年以上才可能达到完全缓解；即便完全缓解，也需小剂量持续用药维持。因此，患者需要对治疗有足够的耐心和认可度。

药品通用名及剂型
例：布洛芬混悬液

每日用药计划表

____月____日～____月____日

	中午			晚上			睡前	备注
餐后	餐前	餐中	餐后	餐前	餐中	餐后		
5ml			5ml			5ml	5ml	

注：请在每一个用药时间记录用药剂量；若该时间不需服药，保持空白即可。

____月____日~____月____日

每日用药计划表

药品通用名及剂型	早晨			中午			
	餐前	餐中	餐后	餐前	餐中	餐后	餐前
例:布洛芬混悬液			5ml			5ml	

注:请在每一个用药时间记录用药剂量;若该时间不需服药,保持空白即可。

睡前	备注
5ml	

风湿免疫病药物治疗常识

- 非甾体抗炎药可以有效改善风湿免疫病的红、肿、热、痛等症状，但它只“治标”，不能控制病情的发展，必须与免疫抑制剂联合应用。常用的有塞来昔布、阿司匹林、双氯芬酸、布洛芬、对乙酰氨基酚等。
- 糖皮质激素也有抗炎作用，同时还具有免疫抑制的作用。较常用的有泼尼松、甲泼尼龙、地塞米松。
- 免疫抑制剂常用的有甲氨蝶呤、柳氮磺吡啶、环磷酰胺、来氟米特、羟氯喹、环孢素等，这类药物发挥作用较慢，临床症状有明显改善大约需要 3~6 个月，可以改善和延缓病情的进展。
- 生物制剂有 TNF-α 拮抗剂、IL-1 拮抗剂、CD20 单克隆抗体等，这类药物起效比较快，副作用比较少，对快速控制病情发挥很重要的作用，但费用相对比较高。

风湿免疫病比较复杂，可以表现为多种临床症状；对于每个患者，由于个体差异不同，临床表现及对药物治疗的反应也有所差异。在此，提醒患者，不要擅自服药，需在专业医师的指导下服药，并定期复诊、及时调整用药。医师会根据患者疾病严重程度和症状控制情况，选择单药治疗或几种药物联合治疗。

甲氨蝶呤不是化疗药物吗，风湿免疫病患者能用吗？

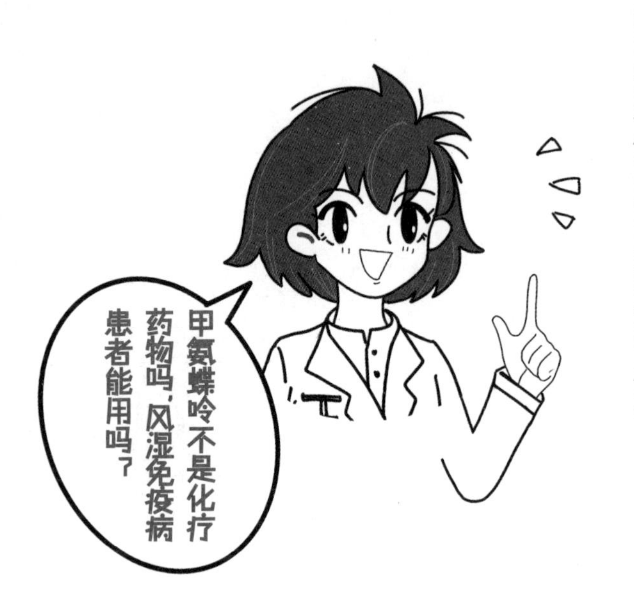

甲氨蝶呤安全、有效、价格低廉、使用方便，在风湿免疫病治疗方面的应用已经非常成熟，是治疗多种风湿免疫病首选的基础用药。

甲氨蝶呤可以抑制细胞的异常增生。因为免疫细胞比肿瘤细胞更容易被清除，所以在治疗风湿免疫病时应用甲氨蝶呤的剂量会很小，一般连抗肿瘤药物剂量的1/10都不到。

甲氨蝶呤会抑制身体内叶酸的合成，所以服用甲氨蝶呤期间会补充一些叶酸，一般在使用甲氨蝶呤的第2天服用叶酸，这样可以减少甲氨蝶呤的副作用。

药品通用名及剂型
例：布洛芬混悬液

每日用药计划表

____月____日~____月____日

	中午			晚上			睡前	备注
餐后	餐前	餐中	餐后	餐前	餐中	餐后		
5ml			5ml			5ml	5ml	

注：请在每一个用药时间记录用药剂量；若该时间不需服药，保持空白即可。

___月___日~___月___日

每日用药计划表

药品通用名及剂型	早晨			中午			
	餐前	餐中	餐后	餐前	餐中	餐后	餐前
例:布洛芬混悬液			5ml			5ml	

注:请在每一个用药时间记录用药剂量;若该时间不需服药,保持空白即可。

睡前	备注
5ml	

常用药物使用误区和不良反应

沙利度胺曾因为严重的致畸事件（即“反应停”事件）而一度被废用。随着科研人员对其研究的深入，沙利度胺的临床应用已经被重新认识。一方面，沙利度胺通过抑制血管内皮生长因子，为那些有异常血管生成的疾病（如类风湿关节炎、银屑病）的治疗提供了突破口。另一方面，沙利度胺被归于免疫调节剂的范畴，它可以通过阻止在发生免疫反应时物质的形成或者限制它们的作用，从而达到抑制免疫反应的目的，这使得它在治疗免疫性疾病（如幼年特发性关节炎、多发性大动脉炎、白塞综合征等）上疗效显著，经治疗后患者的临床症状及实验室指标均明显改善。

常用药物使用误区和不良反应

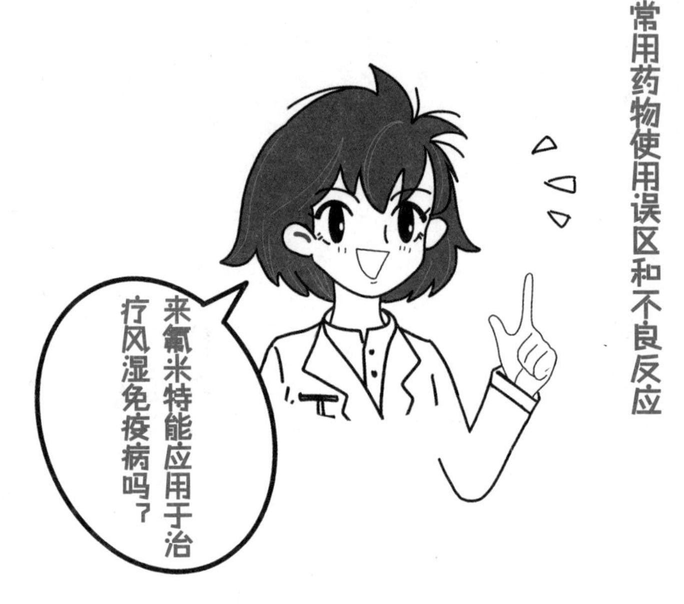

来氟米特主要用于治疗幼年特发性关节炎、系统性红斑狼疮等风湿免疫性疾病，是一种可以抑制免疫细胞异常增生的药物。一般需要与其他消炎药、免疫抑制剂联合使用，以增强疗效。但是在治疗期间仍需注意观察血压变化，因为有部分患者服药期间血压会升高。另外，服药期间需要根据医师的指示，按时门诊复诊、抽血检查，主要需要检查肝功能和血常规。若发现转氨酶升高、白细胞减少等情况，一般经过医师调整给药方案后，都可以恢复正常。

药品通用名 及剂型
例:布洛芬混悬液

每日用药计划表

____月____日~____月____日

	中午			晚上			睡前	备注
餐后	餐前	餐中	餐后	餐前	餐中	餐后		
5ml			5ml			5ml	5ml	

注：请在每一个用药时间记录用药剂量；若该时间不需服药，保持空白即可。

____月____日~____月____日

每日用药计划表

药品通用名及剂型	早晨			中午			
	餐前	餐中	餐后	餐前	餐中	餐后	餐前
例:布洛芬混悬液			5ml			5ml	

注:请在每一个用药时间记录用药剂量;若该时间不需服药,保持空白即可。

睡前	备注
5ml	

常用药物使用误区和不良反应

临床上，环磷酰胺可以用于治疗多种顽固性风湿免疫病，其很常见的一个毒副作用就是骨髓抑制。骨髓是身体内各种血液细胞的发源地，人体的造血功能、凝血功能、抗感染功能都与骨髓息息相关，一旦骨髓功能受到限制，必然会影响血液细胞的生成和功能。因此，用药期间必须定期查看血常规，避免出现严重的副作用。在应用该药的时候，医师会选择合适的剂量，并督促患者用药期间每隔 1~2 周复查血常规、尿常规、肝肾功能，最大限度发挥该药的治疗效果，避免该药的毒副作用。

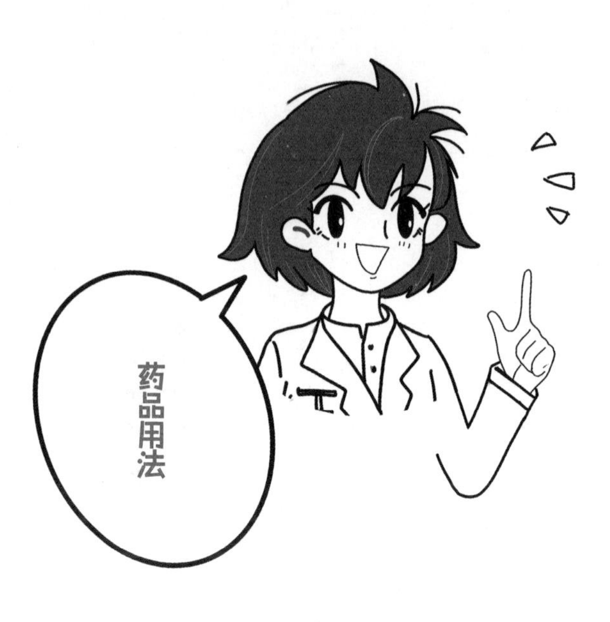

- 每日 1 次：在每日的同一时间用药 1 次。
- 每晚 1 次：通常在每晚睡前用药 1 次。
- 每日 2 次：每日早、晚各用药 1 次，相隔 12 小时。例如早上 8 点、晚上 8 点。
- 每日 3 次：每日早、中、晚各用药 1 次，相隔约 8 小时。例如早上 6 点、下午 2 点、晚上 10 点。
- 每日 4 次：每日早、中、晚及睡前各用药 1 次。
- 必要时：出现症状时用药。
- 顿服：一日的药量 1 次服下。
- 空腹服：餐前 1 小时或餐后 2 小时服药。
- 餐前服：通常指餐前 15~30 分钟服药。
- 餐后服：通常指餐后 15~30 分钟服药。
- 睡前服：通常指睡前 15~30 分钟服药。
- 舌下含服：将药片放在舌下溶解和吸收，不可咀嚼或吞服，在药片被吸收之前不可吞咽唾液。
- 足量水送服：通常指用 250ml 水送服。

药品通用名及剂型
例：布洛芬混悬液

每日用药计划表

____月____日~____月____日

	中午			晚上			睡前	备注
餐后	餐前	餐中	餐后	餐前	餐中	餐后		
5ml			5ml			5ml	5ml	

注:请在每一个用药时间记录用药剂量;若该时间不需服药,保持空白即可。

____月____日~____月____日

每日用药计划表

药品通用名及剂型	早晨			中午			
	餐前	餐中	餐后	餐前	餐中	餐后	餐前
例：布洛芬混悬液			5ml			5ml	

注：请在每一个用药时间记录用药剂量；若该时间不需服药，保持空白即可。

睡前	备注
5ml	

安全用药常识

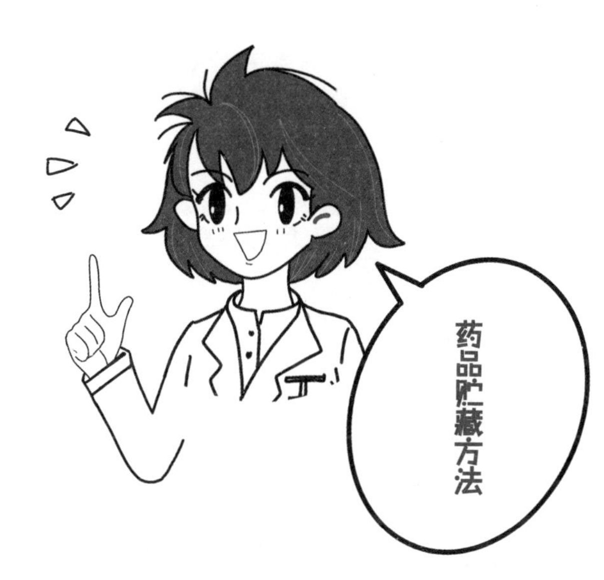

- 常温：温度在 10~30℃的环境。
- 冷处：温度在 2~10℃的环境，适宜位置是冰箱冷藏室。
- 阴凉处：温度不超过 20℃的环境。
- 凉暗处：避光并且温度不超过 20℃的环境。
- 遮光：用不透光的容器包装，例如棕色容器或黑纸包裹的无色透明、半透明容器。
- 密闭：将容器密闭，以防尘土或异物进入。

注意事项

- 依据药品说明书，选择上述正确的药品贮藏方法，注意防潮与避光。
- 所有药品均应单独保存在原始包装中，切忌将药瓶上的标签撕掉或将药盒扔掉，因为上面通常会标有药品名称、规格、使用方法、贮藏条件、有效期等重要信息。
- 内服药与外用药分开存放。
- 所有药品均应放在儿童不能接触的地方，避免儿童误服。
- 养成定期检查药品有效期的习惯，不要使用过期药品。

安全用药常识

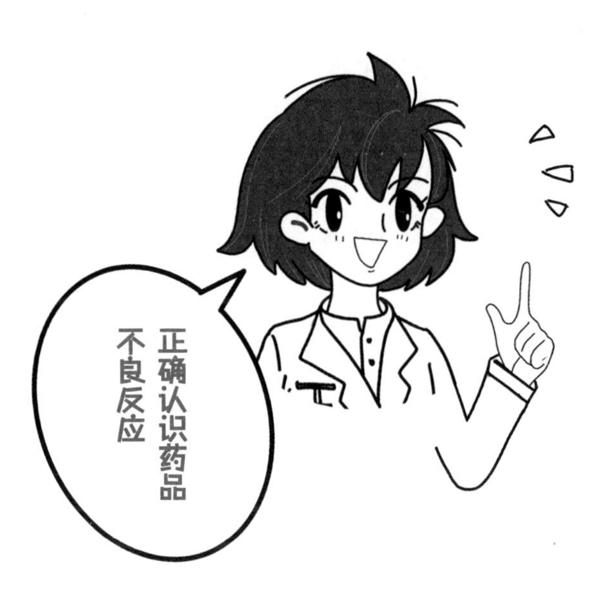

- 药品不良反应，是指合格药品在正常用法用量下出现的与用药目的无关的有害反应，既不是药品质量问题，也不是医疗事故。
- 如果在用药期间出现任何不适或检查指标异常，请及时咨询医师或药师。
- 多数药品，特别是在长期使用或用量较大时，都可能在患者身上或多或少地出现不良反应。
- 如果不良反应轻微，可按照处方继续用药，为减轻不良反应而擅自减少用药剂量是不适宜的。
- 如果出现严重不良反应（有时会产生明显症状，而有时只能通过实验室检查提示），需要立即就诊或咨询医师及药师，可能需要调整剂量，也可能视情况更换另一种药品。

药品通用名及剂型
例：布洛芬混悬液

每日用药计划表

____月____日～____月____日

	中午			晚上			睡前	备注
餐后	餐前	餐中	餐后	餐前	餐中	餐后		
5ml			5ml			5ml	5ml	

注：请在每一个用药时间记录用药剂量；若该时间不需服药，保持空白即可。

____月____日~____月____日

每日用药计划表

药品通用名及剂型	早晨			中午			
	餐前	餐中	餐后	餐前	餐中	餐后	餐前
例：布洛芬混悬液			5ml			5ml	

注：请在每一个用药时间记录用药剂量；若该时间不需服药，保持空白即可。

睡前	备注
5ml	

健康保健常识

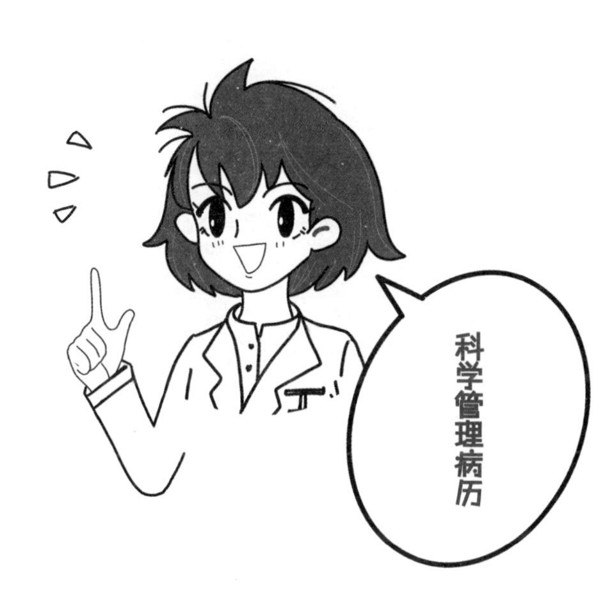

患者在看病的时候，希望找到一位好医师尽快把病诊断出来，尽快治好。但是，如何做一个好患者，让医师能够很快、很准确、很方便地了解病情也是有技巧的。

临床上好多症状是一过性的，可能到医师那里就诊的时候，该症状已经没有了，但是医师还是可以根据既往出现的症状做出正确的诊断，因此，日常要重视对病情的记录。

如果患者曾经到医院就诊或住院，一定记得向主管医师咨询自己要学习些什么、准备些什么、记录些什么，这样就可以做到有的放矢。

在医院曾经进行化验检查、X 线片、CT、核磁共振、心电图、超声等的检查报告或图片资料，一定要保存起来，以便为医师提供客观详实的参考资料，进而做出及时有效的诊断。

健康保健常识

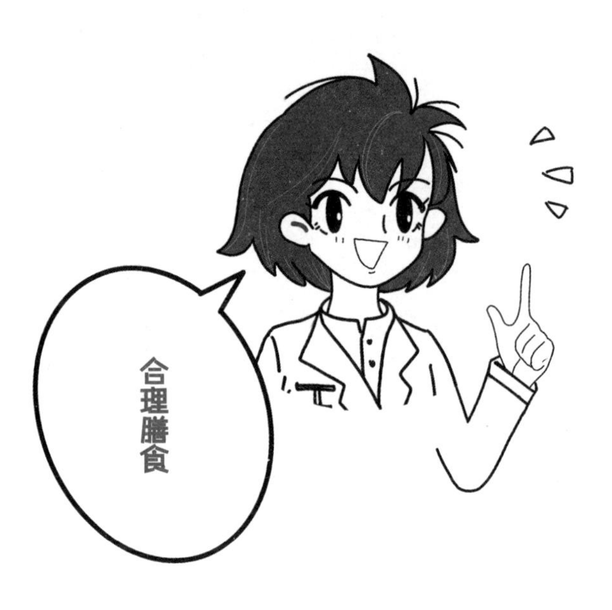

- 多补充维生素 C、蛋白质。补充的蛋白质要以动物性优质蛋白质为主,如牛奶、鸡蛋、瘦肉等。
- 食物量要适当。瘦肉每人不超过 100g/d,鸡蛋不超过 2 个 /d。假如食入量过多,患者不但不能完全吸收,还增加肾脏负担。肾病尿蛋白阳性患者,最好少食或不食用豆类及豆制品。
- 食物以清淡为主,不宜大鱼大肉。从临床看,红斑狼疮患者能量代谢发生障碍,在形成低蛋白血症的同时,还会形成高脂血症,特别是当患者伴有发热时,消化功能降低,故宜多吃清淡容易消化的食物,不宜多食富含脂肪的大鱼大肉。
- 低盐。侵害肾脏的患者,大多伴随水肿。在单采用激素治疗时,由于排钠功能减退,导致水钠滞留,会加重高血压。因此要限制患者的食盐摄入量,给予低盐饮食,一般每日在 3g 左右,以免水肿症状加重。同时要补充一些活化的维生素 D 来帮助钙的吸收。
- 低糖、补钙。激素是治疗红斑狼疮的首选药物,红斑狼疮患者长期使用激素后,糖、钙、磷代谢功能发生紊乱,严重者可形成糖尿病、骨钙丢失,造成骨质疏松,甚至可造成骨坏死。所以在长期大量使用激素的患者中,提倡少食高糖食物,限制糖的摄入量,平时除常规服用补钙剂以外,还应多吃一些含钙食物等。

药品通用名 及剂型
例:布洛芬混悬液

每日用药计划表

____月____日 ~ ____月____日

	中午			晚上			睡前	备注
餐后	餐前	餐中	餐后	餐前	餐中	餐后		
5ml			5ml			5ml	5ml	

注：请在每一个用药时间记录用药剂量；若该时间不需服药，保持空白即可。

____月____日~____月____日

每日用药计划表

药品通用名及剂型	早晨			中午			
	餐前	餐中	餐后	餐前	餐中	餐后	餐前
例:布洛芬混悬液			5ml			5ml	

注:请在每一个用药时间记录用药剂量;若该时间不需服药,保持空白即可。

睡前	备注
5ml	

健康保健常识

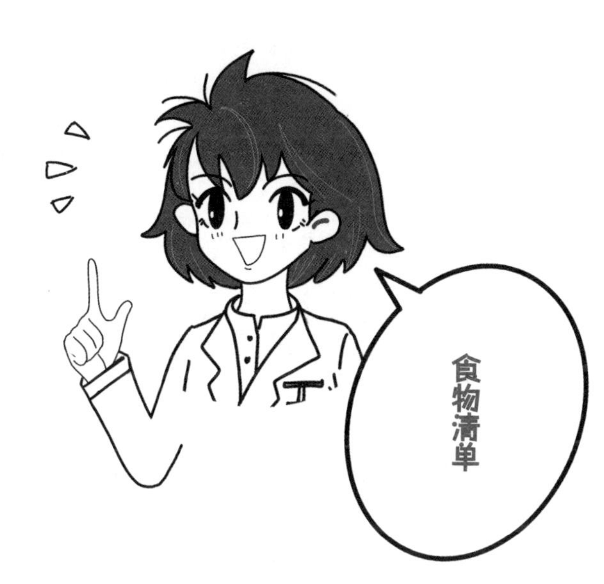

- 推荐食用：①富含维生素 A、C、E 和微量元素的食物，如西红柿、白菜、水果、土豆、蘑菇等。②食用植物油。③富含膳食纤维食物，如燕麦、薯类、粗粮、杂粮等。④富含优质蛋白、低脂肪、低胆固醇食物，如鱼类、去皮禽肉、瘦肉等。
- 不用或少用：①海鲜。有些红斑狼疮患者食用海鲜后会出现过敏现象（系统性红斑狼疮患者大多为高过敏体质），诱发或加重病情。②久食香菜、芹菜、香菇、紫云英等会引起光过敏，使患者面部红斑皮损加重。有光过敏者禁食无花果。③绝对禁止吸烟、饮酒。④胡椒、辣椒、青椒、大蒜、葱、姜等辛辣食物不宜食用，菠菜可加重狼疮肾炎的蛋白尿、管型尿。⑤胆固醇高患者禁食动物内脏、蛋黄、带鱼、猪脑等。⑥过敏体质患者禁食菠萝、芒果、杨梅等，高钾血症患者禁食橘子、香蕉等。

健康保健常识

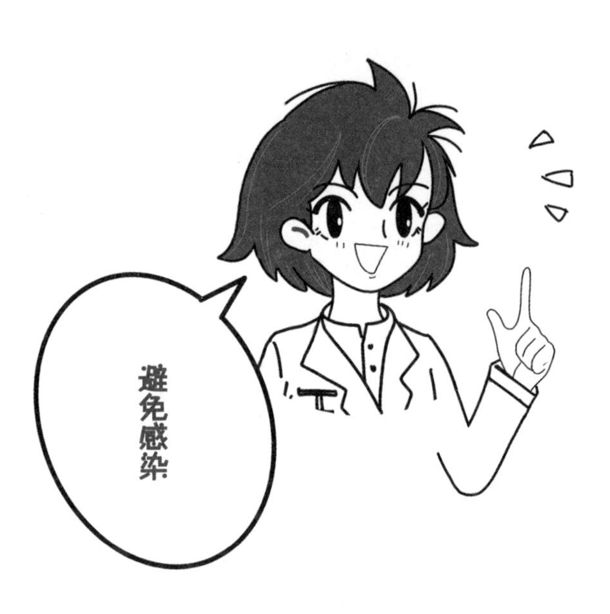

- 注意手部卫生。经常清洗双手是降低感染概率最有效的方式。建议学习“六步洗手法”。如果附近没有洗手池，可以用凝胶（含有 75% 酒精效果最佳）来清洁双手。
- 防止一些隐蔽的感染灶的形成。口腔护理时，除保持口腔卫生和治疗口腔黏膜炎症、溃疡及牙龈疾病外，还应注意有无龋齿，发现有龋齿应去口腔科及时治疗。注意肛周卫生，避免大便干燥。
- 应尽可能避免饮用未经处理的饮用水。此外，皮肤黏膜是细菌入侵的直接通道。除了保持皮肤清洁之外，应特别注意皮肤褶皱处的卫生。尽量避免各种外伤，皮肤有破损时，一定要做好清洁和消毒。
- 如果感冒发热，请立即携带本手账就诊，尤其是体温高于 38.5℃的时候！
- 保持室内空气流通、洁净。就医或到人群聚集处，要养成佩戴口罩的好习惯。在传染病（如水痘、麻疹及带状疱疹）流行季节，尽量避免到人多的地方，以避免感染，导致不良后果。

药品通用名及剂型
例：布洛芬混悬液

每日用药计划表

____月____日 ~ ____月____日

	中午			晚上			睡前	备注
餐后	餐前	餐中	餐后	餐前	餐中	餐后		
5ml			5ml			5ml	5ml	

注：请在每一个用药时间记录用药剂量；若该时间不需服药，保持空白即可。

____月____日～____月____日

每日用药计划表

药品通用名及剂型	早晨			中午			
	餐前	餐中	餐后	餐前	餐中	餐后	餐前
例:布洛芬混悬液			5ml			5ml	

注:请在每一个用药时间记录用药剂量;若该时间不需服药,保持空白即可。

睡前	备注
5ml	

健康保健常识

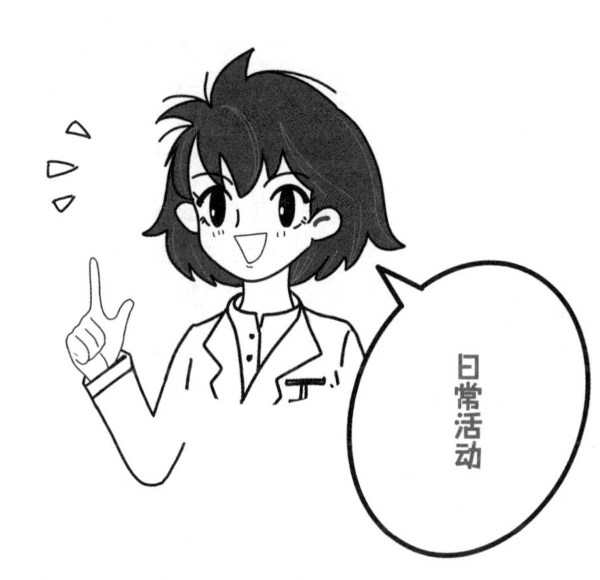

- 加强保暖防寒。季节和气候变化时，应及时增减衣物，以防止过热或受凉。夏季开空调时，室内外温差不宜超过 6℃，否则冷热失调容易导致感冒。
- 青少年、儿童患者能正常入学，但需与学校的医务人员和老师进行密切沟通，以便因临床医师随访或住院而缺席时孩子能够获得体谅。除不适合参与某种特定活动的情况外，鼓励孩子参与到广泛的课外活动中。
- 儿童患者服用免疫抑制剂过程中，避免接种减毒活疫苗。

____年____月

医疗相关指标变化记录表

示例：	1	2
体重 /kg 62	体重 /kg	体重 /kg
血压 /mmHg 130/80	血压 /mmHg	血压 /mmHg
锻炼 /min 40	锻炼 /min	锻炼 /min
睡眠 /h 8	睡眠 /h	睡眠 /h
6	**7**	**8**
体重 /kg	体重 /kg	体重 /kg
血压 /mmHg	血压 /mmHg	血压 /mmHg
锻炼 /min	锻炼 /min	锻炼 /min
睡眠 /h	睡眠 /h	睡眠 /h
12	**13**	**14**
体重 /kg	体重 /kg	体重 /kg
血压 /mmHg	血压 /mmHg	血压 /mmHg
锻炼 /min	锻炼 /min	锻炼 /min
睡眠 /h	睡眠 /h	睡眠 /h
18	**19**	**20**
体重 /kg	体重 /kg	体重 /kg
血压 /mmHg	血压 /mmHg	血压 /mmHg
锻炼 /min	锻炼 /min	锻炼 /min
睡眠 /h	睡眠 /h	睡眠 /h
24	**25**	**26**
体重 /kg	体重 /kg	体重 /kg
血压 /mmHg	血压 /mmHg	血压 /mmHg
锻炼 /min	锻炼 /min	锻炼 /min
睡眠 /h	睡眠 /h	睡眠 /h
30	**31**	
体重 /kg	体重 /kg	
血压 /mmHg	血压 /mmHg	
锻炼 /min	锻炼 /min	
睡眠 /h	睡眠 /h	

	4	5
kg	体重 /kg	体重 /kg
mmHg	血压 /mmHg	血压 /mmHg
min	锻炼 /min	锻炼 /min
h	睡眠 /h	睡眠 /h
	10	11
kg	体重 /kg	体重 /kg
mmHg	血压 /mmHg	血压 /mmHg
min	锻炼 /min	锻炼 /min
h	睡眠 /h	睡眠 /h
	16	17
kg	体重 /kg	体重 /kg
mmHg	血压 /mmHg	血压 /mmHg
min	锻炼 /min	锻炼 /min
h	睡眠 /h	睡眠 /h
	22	23
kg	体重 /kg	体重 /kg
mmHg	血压 /mmHg	血压 /mmHg
min	锻炼 /min	锻炼 /min
h	睡眠 /h	睡眠 /h
	28	29
kg	体重 /kg	体重 /kg
mmHg	血压 /mmHg	血压 /mmHg
min	锻炼 /min	锻炼 /min
h	睡眠 /h	睡眠 /h

用药备注（请记录用药后的反应，有无不适，有无想要咨询医师或药师的问题等）

____年____月

医疗相关指标变化记录表

示例：	1	2
体重 /kg 62	体重 /kg	体重 /kg
血压 /mmHg 130/80	血压 /mmHg	血压 /mmHg
锻炼 /min 40	锻炼 /min	锻炼 /min
睡眠 /h 8	睡眠 /h	睡眠 /h
6	**7**	**8**
体重 /kg	体重 /kg	体重 /kg
血压 /mmHg	血压 /mmHg	血压 /mmHg
锻炼 /min	锻炼 /min	锻炼 /min
睡眠 /h	睡眠 /h	睡眠 /h
12	**13**	**14**
体重 /kg	体重 /kg	体重 /kg
血压 /mmHg	血压 /mmHg	血压 /mmHg
锻炼 /min	锻炼 /min	锻炼 /min
睡眠 /h	睡眠 /h	睡眠 /h
18	**19**	**20**
体重 /kg	体重 /kg	体重 /kg
血压 /mmHg	血压 /mmHg	血压 /mmHg
锻炼 /min	锻炼 /min	锻炼 /min
睡眠 /h	睡眠 /h	睡眠 /h
24	**25**	**26**
体重 /kg	体重 /kg	体重 /kg
血压 /mmHg	血压 /mmHg	血压 /mmHg
锻炼 /min	锻炼 /min	锻炼 /min
睡眠 /h	睡眠 /h	睡眠 /h
30	**31**	
体重 /kg	体重 /kg	
血压 /mmHg	血压 /mmHg	
锻炼 /min	锻炼 /min	
睡眠 /h	睡眠 /h	

	4	5
/kg	体重 /kg	体重 /kg
/mmHg	血压 /mmHg	血压 /mmHg
/min	锻炼 /min	锻炼 /min
/h	睡眠 /h	睡眠 /h
	10	11
/kg	体重 /kg	体重 /kg
/mmHg	血压 /mmHg	血压 /mmHg
/min	锻炼 /min	锻炼 /min
/h	睡眠 /h	睡眠 /h
	16	17
/kg	体重 /kg	体重 /kg
/mmHg	血压 /mmHg	血压 /mmHg
/min	锻炼 /min	锻炼 /min
/h	睡眠 /h	睡眠 /h
	22	23
/kg	体重 /kg	体重 /kg
/mmHg	血压 /mmHg	血压 /mmHg
/min	锻炼 /min	锻炼 /min
/h	睡眠 /h	睡眠 /h
	28	29
/kg	体重 /kg	体重 /kg
/mmHg	血压 /mmHg	血压 /mmHg
/min	锻炼 /min	锻炼 /min
/h	睡眠 /h	睡眠 /h

用药备注（请记录用药后的反应，有无不适，有无想要咨询医师或药师的问题等）

____年____月

医疗相关指标变化记录表

示例：	1	2
体重 /kg　62	体重 /kg	体重 /kg
血压 /mmHg　130/80	血压 /mmHg	血压 /mmHg
锻炼 /min　40	锻炼 /min	锻炼 /min
睡眠 /h　8	睡眠 /h	睡眠 /h
6	**7**	**8**
体重 /kg	体重 /kg	体重 /kg
血压 /mmHg	血压 /mmHg	血压 /mmHg
锻炼 /min	锻炼 /min	锻炼 /min
睡眠 /h	睡眠 /h	睡眠 /h
12	**13**	**14**
体重 /kg	体重 /kg	体重 /kg
血压 /mmHg	血压 /mmHg	血压 /mmHg
锻炼 /min	锻炼 /min	锻炼 /min
睡眠 /h	睡眠 /h	睡眠 /h
18	**19**	**20**
体重 /kg	体重 /kg	体重 /kg
血压 /mmHg	血压 /mmHg	血压 /mmHg
锻炼 /min	锻炼 /min	锻炼 /min
睡眠 /h	睡眠 /h	睡眠 /h
24	**25**	**26**
体重 /kg	体重 /kg	体重 /kg
血压 /mmHg	血压 /mmHg	血压 /mmHg
锻炼 /min	锻炼 /min	锻炼 /min
睡眠 /h	睡眠 /h	睡眠 /h
30	**31**	
体重 /kg	体重 /kg	
血压 /mmHg	血压 /mmHg	
锻炼 /min	锻炼 /min	
睡眠 /h	睡眠 /h	

	4	5
/kg	体重 /kg	体重 /kg
/mmHg	血压 /mmHg	血压 /mmHg
/min	锻炼 /min	锻炼 /min
/h	睡眠 /h	睡眠 /h
	10	11
/kg	体重 /kg	体重 /kg
/mmHg	血压 /mmHg	血压 /mmHg
/min	锻炼 /min	锻炼 /min
/h	睡眠 /h	睡眠 /h
	16	17
/kg	体重 /kg	体重 /kg
/mmHg	血压 /mmHg	血压 /mmHg
/min	锻炼 /min	锻炼 /min
/h	睡眠 /h	睡眠 /h
	22	23
/kg	体重 /kg	体重 /kg
/mmHg	血压 /mmHg	血压 /mmHg
/min	锻炼 /min	锻炼 /min
/h	睡眠 /h	睡眠 /h
	28	29
/kg	体重 /kg	体重 /kg
/mmHg	血压 /mmHg	血压 /mmHg
/min	锻炼 /min	锻炼 /min
/h	睡眠 /h	睡眠 /h

用药备注（请记录用药后的反应，有无不适，有无想要咨询医师或药师的问题等）

____年____月

医疗相关指标变化记录表

示例：	1	2
体重 /kg　62	体重 /kg	体重 /kg
血压 /mmHg　130/80	血压 /mmHg	血压 /mmHg
锻炼 /min　40	锻炼 /min	锻炼 /min
睡眠 /h　8	睡眠 /h	睡眠 /h
6	**7**	**8**
体重 /kg	体重 /kg	体重 /kg
血压 /mmHg	血压 /mmHg	血压 /mmHg
锻炼 /min	锻炼 /min	锻炼 /min
睡眠 /h	睡眠 /h	睡眠 /h
12	**13**	**14**
体重 /kg	体重 /kg	体重 /kg
血压 /mmHg	血压 /mmHg	血压 /mmHg
锻炼 /min	锻炼 /min	锻炼 /min
睡眠 /h	睡眠 /h	睡眠 /h
18	**19**	**20**
体重 /kg	体重 /kg	体重 /kg
血压 /mmHg	血压 /mmHg	血压 /mmHg
锻炼 /min	锻炼 /min	锻炼 /min
睡眠 /h	睡眠 /h	睡眠 /h
24	**25**	**26**
体重 /kg	体重 /kg	体重 /kg
血压 /mmHg	血压 /mmHg	血压 /mmHg
锻炼 /min	锻炼 /min	锻炼 /min
睡眠 /h	睡眠 /h	睡眠 /h
30	**31**	
体重 /kg	体重 /kg	
血压 /mmHg	血压 /mmHg	
锻炼 /min	锻炼 /min	
睡眠 /h	睡眠 /h	

	4	5
kg	体重 /kg	体重 /kg
mmHg	血压 /mmHg	血压 /mmHg
min	锻炼 /min	锻炼 /min
h	睡眠 /h	睡眠 /h
	10	11
kg	体重 /kg	体重 /kg
mmHg	血压 /mmHg	血压 /mmHg
min	锻炼 /min	锻炼 /min
h	睡眠 /h	睡眠 /h
	16	17
kg	体重 /kg	体重 /kg
mmHg	血压 /mmHg	血压 /mmHg
min	锻炼 /min	锻炼 /min
h	睡眠 /h	睡眠 /h
	22	23
kg	体重 /kg	体重 /kg
mmHg	血压 /mmHg	血压 /mmHg
min	锻炼 /min	锻炼 /min
h	睡眠 /h	睡眠 /h
	28	29
kg	体重 /kg	体重 /kg
mmHg	血压 /mmHg	血压 /mmHg
min	锻炼 /min	锻炼 /min
h	睡眠 /h	睡眠 /h

用药备注（请记录用药后的反应，有无不适，有无想要咨询医师或药师的问题等）

____年____月

医疗相关指标变化记录表

示例：	1	2
体重 /kg 62	体重 /kg	体重 /kg
血压 /mmHg 130/80	血压 /mmHg	血压 /mmHg
锻炼 /min 40	锻炼 /min	锻炼 /min
睡眠 /h 8	睡眠 /h	睡眠 /h
6	7	8
体重 /kg	体重 /kg	体重 /kg
血压 /mmHg	血压 /mmHg	血压 /mmHg
锻炼 /min	锻炼 /min	锻炼 /min
睡眠 /h	睡眠 /h	睡眠 /h
12	13	14
体重 /kg	体重 /kg	体重 /kg
血压 /mmHg	血压 /mmHg	血压 /mmHg
锻炼 /min	锻炼 /min	锻炼 /min
睡眠 /h	睡眠 /h	睡眠 /h
18	19	20
体重 /kg	体重 /kg	体重 /kg
血压 /mmHg	血压 /mmHg	血压 /mmHg
锻炼 /min	锻炼 /min	锻炼 /min
睡眠 /h	睡眠 /h	睡眠 /h
24	25	26
体重 /kg	体重 /kg	体重 /kg
血压 /mmHg	血压 /mmHg	血压 /mmHg
锻炼 /min	锻炼 /min	锻炼 /min
睡眠 /h	睡眠 /h	睡眠 /h
30	31	
体重 /kg	体重 /kg	
血压 /mmHg	血压 /mmHg	
锻炼 /min	锻炼 /min	
睡眠 /h	睡眠 /h	

	4	5
kg	体重 /kg	体重 /kg
mmHg	血压 /mmHg	血压 /mmHg
min	锻炼 /min	锻炼 /min
h	睡眠 /h	睡眠 /h
	10	11
kg	体重 /kg	体重 /kg
mmHg	血压 /mmHg	血压 /mmHg
min	锻炼 /min	锻炼 /min
h	睡眠 /h	睡眠 /h
	16	17
kg	体重 /kg	体重 /kg
mmHg	血压 /mmHg	血压 /mmHg
min	锻炼 /min	锻炼 /min
h	睡眠 /h	睡眠 /h
	22	23
kg	体重 /kg	体重 /kg
mmHg	血压 /mmHg	血压 /mmHg
min	锻炼 /min	锻炼 /min
h	睡眠 /h	睡眠 /h
	28	29
kg	体重 /kg	体重 /kg
mmHg	血压 /mmHg	血压 /mmHg
min	锻炼 /min	锻炼 /min
h	睡眠 /h	睡眠 /h

用药备注（请记录用药后的反应，有无不适，有无想要咨询医师或药师的问题等）

____年____月

医疗相关指标变化记录表

示例:	1	2
体重 /kg　62	体重 /kg	体重 /kg
血压 /mmHg　130/80	血压 /mmHg	血压 /mmHg
锻炼 /min　40	锻炼 /min	锻炼 /min
睡眠 /h　8	睡眠 /h	睡眠 /h
6	**7**	**8**
体重 /kg	体重 /kg	体重 /kg
血压 /mmHg	血压 /mmHg	血压 /mmHg
锻炼 /min	锻炼 /min	锻炼 /min
睡眠 /h	睡眠 /h	睡眠 /h
12	**13**	**14**
体重 /kg	体重 /kg	体重 /kg
血压 /mmHg	血压 /mmHg	血压 /mmHg
锻炼 /min	锻炼 /min	锻炼 /min
睡眠 /h	睡眠 /h	睡眠 /h
18	**19**	**20**
体重 /kg	体重 /kg	体重 /kg
血压 /mmHg	血压 /mmHg	血压 /mmHg
锻炼 /min	锻炼 /min	锻炼 /min
睡眠 /h	睡眠 /h	睡眠 /h
24	**25**	**26**
体重 /kg	体重 /kg	体重 /kg
血压 /mmHg	血压 /mmHg	血压 /mmHg
锻炼 /min	锻炼 /min	锻炼 /min
睡眠 /h	睡眠 /h	睡眠 /h
30	**31**	
体重 /kg	体重 /kg	
血压 /mmHg	血压 /mmHg	
锻炼 /min	锻炼 /min	
睡眠 /h	睡眠 /h	

	4	5
kg	体重 /kg	体重 /kg
mmHg	血压 /mmHg	血压 /mmHg
min	锻炼 /min	锻炼 /min
h	睡眠 /h	睡眠 /h
	10	11
kg	体重 /kg	体重 /kg
mmHg	血压 /mmHg	血压 /mmHg
min	锻炼 /min	锻炼 /min
h	睡眠 /h	睡眠 /h
	16	17
kg	体重 /kg	体重 /kg
mmHg	血压 /mmHg	血压 /mmHg
min	锻炼 /min	锻炼 /min
h	睡眠 /h	睡眠 /h
	22	23
kg	体重 /kg	体重 /kg
mmHg	血压 /mmHg	血压 /mmHg
min	锻炼 /min	锻炼 /min
h	睡眠 /h	睡眠 /h
	28	29
g	体重 /kg	体重 /kg
mmHg	血压 /mmHg	血压 /mmHg
min	锻炼 /min	锻炼 /min
	睡眠 /h	睡眠 /h

用药备注（请记录用药后的反应，有无不适，有无想要咨询医师或药师的问题等）

____年____月

医疗相关指标变化记录表

示例：	1	2
体重 /kg 62	体重 /kg	体重 /kg
血压 /mmHg 130/80	血压 /mmHg	血压 /mmHg
锻炼 /min 40	锻炼 /min	锻炼 /min
睡眠 /h 8	睡眠 /h	睡眠 /h

6	7	8
体重 /kg	体重 /kg	体重 /kg
血压 /mmHg	血压 /mmHg	血压 /mmHg
锻炼 /min	锻炼 /min	锻炼 /min
睡眠 /h	睡眠 /h	睡眠 /h

12	13	14
体重 /kg	体重 /kg	体重 /kg
血压 /mmHg	血压 /mmHg	血压 /mmHg
锻炼 /min	锻炼 /min	锻炼 /min
睡眠 /h	睡眠 /h	睡眠 /h

18	19	20
体重 /kg	体重 /kg	体重 /kg
血压 /mmHg	血压 /mmHg	血压 /mmHg
锻炼 /min	锻炼 /min	锻炼 /min
睡眠 /h	睡眠 /h	睡眠 /h

24	25	26
体重 /kg	体重 /kg	体重 /kg
血压 /mmHg	血压 /mmHg	血压 /mmHg
锻炼 /min	锻炼 /min	锻炼 /min
睡眠 /h	睡眠 /h	睡眠 /h

30	31
体重 /kg	体重 /kg
血压 /mmHg	血压 /mmHg
锻炼 /min	锻炼 /min
睡眠 /h	睡眠 /h

	4	5
kg	体重 /kg	体重 /kg
mmHg	血压 /mmHg	血压 /mmHg
min	锻炼 /min	锻炼 /min
h	睡眠 /h	睡眠 /h
	10	11
kg	体重 /kg	体重 /kg
mmHg	血压 /mmHg	血压 /mmHg
min	锻炼 /min	锻炼 /min
h	睡眠 /h	睡眠 /h
	16	17
kg	体重 /kg	体重 /kg
mmHg	血压 /mmHg	血压 /mmHg
min	锻炼 /min	锻炼 /min
h	睡眠 /h	睡眠 /h
	22	23
kg	体重 /kg	体重 /kg
mmHg	血压 /mmHg	血压 /mmHg
min	锻炼 /min	锻炼 /min
h	睡眠 /h	睡眠 /h
	28	29
kg	体重 /kg	体重 /kg
mmHg	血压 /mmHg	血压 /mmHg
min	锻炼 /min	锻炼 /min
h	睡眠 /h	睡眠 /h

用药备注（请记录用药后的反应，有无不适，有无想要咨询医师或药师的问题等）

____年____月

医疗相关指标变化记录表

示例：	1	2
体重 /kg 62	体重 /kg	体重 /kg
血压 /mmHg 130/80	血压 /mmHg	血压 /mmHg
锻炼 /min 40	锻炼 /min	锻炼 /min
睡眠 /h 8	睡眠 /h	睡眠 /h
6	**7**	**8**
体重 /kg	体重 /kg	体重 /kg
血压 /mmHg	血压 /mmHg	血压 /mmHg
锻炼 /min	锻炼 /min	锻炼 /min
睡眠 /h	睡眠 /h	睡眠 /h
12	**13**	**14**
体重 /kg	体重 /kg	体重 /kg
血压 /mmHg	血压 /mmHg	血压 /mmHg
锻炼 /min	锻炼 /min	锻炼 /min
睡眠 /h	睡眠 /h	睡眠 /h
18	**19**	**20**
体重 /kg	体重 /kg	体重 /kg
血压 /mmHg	血压 /mmHg	血压 /mmHg
锻炼 /min	锻炼 /min	锻炼 /min
睡眠 /h	睡眠 /h	睡眠 /h
24	**25**	**26**
体重 /kg	体重 /kg	体重 /kg
血压 /mmHg	血压 /mmHg	血压 /mmHg
锻炼 /min	锻炼 /min	锻炼 /min
睡眠 /h	睡眠 /h	睡眠 /h
30	**31**	
体重 /kg	体重 /kg	
血压 /mmHg	血压 /mmHg	
锻炼 /min	锻炼 /min	
睡眠 /h	睡眠 /h	

	4	5
kg	体重 /kg	体重 /kg
mmHg	血压 /mmHg	血压 /mmHg
min	锻炼 /min	锻炼 /min
h	睡眠 /h	睡眠 /h
	10	11
kg	体重 /kg	体重 /kg
mmHg	血压 /mmHg	血压 /mmHg
min	锻炼 /min	锻炼 /min
h	睡眠 /h	睡眠 /h
	16	17
kg	体重 /kg	体重 /kg
mmHg	血压 /mmHg	血压 /mmHg
min	锻炼 /min	锻炼 /min
h	睡眠 /h	睡眠 /h
	22	23
kg	体重 /kg	体重 /kg
mmHg	血压 /mmHg	血压 /mmHg
min	锻炼 /min	锻炼 /min
h	睡眠 /h	睡眠 /h
	28	29
kg	体重 /kg	体重 /kg
mmHg	血压 /mmHg	血压 /mmHg
min	锻炼 /min	锻炼 /min
h	睡眠 /h	睡眠 /h

用药备注（请记录用药后的反应，有无不适，有无想要咨询医师或药师的问题等）

____年____月

医疗相关指标变化记录表

示例：	1	2
体重 /kg 62	体重 /kg	体重 /kg
血压 /mmHg 130/80	血压 /mmHg	血压 /mmHg
锻炼 /min 40	锻炼 /min	锻炼 /min
睡眠 /h 8	睡眠 /h	睡眠 /h
6	**7**	**8**
体重 /kg	体重 /kg	体重 /kg
血压 /mmHg	血压 /mmHg	血压 /mmHg
锻炼 /min	锻炼 /min	锻炼 /min
睡眠 /h	睡眠 /h	睡眠 /h
12	**13**	**14**
体重 /kg	体重 /kg	体重 /kg
血压 /mmHg	血压 /mmHg	血压 /mmHg
锻炼 /min	锻炼 /min	锻炼 /min
睡眠 /h	睡眠 /h	睡眠 /h
18	**19**	**20**
体重 /kg	体重 /kg	体重 /kg
血压 /mmHg	血压 /mmHg	血压 /mmHg
锻炼 /min	锻炼 /min	锻炼 /min
睡眠 /h	睡眠 /h	睡眠 /h
24	**25**	**26**
体重 /kg	体重 /kg	体重 /kg
血压 /mmHg	血压 /mmHg	血压 /mmHg
锻炼 /min	锻炼 /min	锻炼 /min
睡眠 /h	睡眠 /h	睡眠 /h
30	**31**	
体重 /kg	体重 /kg	
血压 /mmHg	血压 /mmHg	
锻炼 /min	锻炼 /min	
睡眠 /h	睡眠 /h	

	4	5
kg	体重 /kg	体重 /kg
mmHg	血压 /mmHg	血压 /mmHg
min	锻炼 /min	锻炼 /min
h	睡眠 /h	睡眠 /h
	10	11
kg	体重 /kg	体重 /kg
mmHg	血压 /mmHg	血压 /mmHg
min	锻炼 /min	锻炼 /min
h	睡眠 /h	睡眠 /h
	16	17
kg	体重 /kg	体重 /kg
mmHg	血压 /mmHg	血压 /mmHg
min	锻炼 /min	锻炼 /min
h	睡眠 /h	睡眠 /h
	22	23
kg	体重 /kg	体重 /kg
mmHg	血压 /mmHg	血压 /mmHg
min	锻炼 /min	锻炼 /min
h	睡眠 /h	睡眠 /h
	28	29
kg	体重 /kg	体重 /kg
mmHg	血压 /mmHg	血压 /mmHg
min	锻炼 /min	锻炼 /min
h	睡眠 /h	睡眠 /h

用药备注（请记录用药后的反应，有无不适，有无想要咨询医师或药师的问题等）

____年____月

医疗相关指标变化记录表

示例：	1	2
体重 /kg　62	体重 /kg	体重 /kg
血压 /mmHg　130/80	血压 /mmHg	血压 /mmHg
锻炼 /min　40	锻炼 /min	锻炼 /min
睡眠 /h　8	睡眠 /h	睡眠 /h
6	**7**	**8**
体重 /kg	体重 /kg	体重 /kg
血压 /mmHg	血压 /mmHg	血压 /mmHg
锻炼 /min	锻炼 /min	锻炼 /min
睡眠 /h	睡眠 /h	睡眠 /h
12	**13**	**14**
体重 /kg	体重 /kg	体重 /kg
血压 /mmHg	血压 /mmHg	血压 /mmHg
锻炼 /min	锻炼 /min	锻炼 /min
睡眠 /h	睡眠 /h	睡眠 /h
18	**19**	**20**
体重 /kg	体重 /kg	体重 /kg
血压 /mmHg	血压 /mmHg	血压 /mmHg
锻炼 /min	锻炼 /min	锻炼 /min
睡眠 /h	睡眠 /h	睡眠 /h
24	**25**	**26**
体重 /kg	体重 /kg	体重 /kg
血压 /mmHg	血压 /mmHg	血压 /mmHg
锻炼 /min	锻炼 /min	锻炼 /min
睡眠 /h	睡眠 /h	睡眠 /h
30	**31**	
体重 /kg	体重 /kg	
血压 /mmHg	血压 /mmHg	
锻炼 /min	锻炼 /min	
睡眠 /h	睡眠 /h	

	4	5
/kg	体重 /kg	体重 /kg
/mmHg	血压 /mmHg	血压 /mmHg
/min	锻炼 /min	锻炼 /min
/h	睡眠 /h	睡眠 /h
	10	11
/kg	体重 /kg	体重 /kg
/mmHg	血压 /mmHg	血压 /mmHg
/min	锻炼 /min	锻炼 /min
/h	睡眠 /h	睡眠 /h
	16	17
/kg	体重 /kg	体重 /kg
/mmHg	血压 /mmHg	血压 /mmHg
/min	锻炼 /min	锻炼 /min
/h	睡眠 /h	睡眠 /h
	22	23
/kg	体重 /kg	体重 /kg
/mmHg	血压 /mmHg	血压 /mmHg
/min	锻炼 /min	锻炼 /min
/h	睡眠 /h	睡眠 /h
	28	29
/kg	体重 /kg	体重 /kg
/mmHg	血压 /mmHg	血压 /mmHg
/min	锻炼 /min	锻炼 /min
/h	睡眠 /h	睡眠 /h

用药备注（请记录用药后的反应，有无不适，有无想要咨询医师或药师的问题等）

____年____月

医疗相关指标变化记录表

示例:		1	2
体重 /kg	62	体重 /kg	体重 /kg
血压 /mmHg	130/80	血压 /mmHg	血压 /mmHg
锻炼 /min	40	锻炼 /min	锻炼 /min
睡眠 /h	8	睡眠 /h	睡眠 /h

6	7	8
体重 /kg	体重 /kg	体重 /kg
血压 /mmHg	血压 /mmHg	血压 /mmHg
锻炼 /min	锻炼 /min	锻炼 /min
睡眠 /h	睡眠 /h	睡眠 /h

12	13	14
体重 /kg	体重 /kg	体重 /kg
血压 /mmHg	血压 /mmHg	血压 /mmHg
锻炼 /min	锻炼 /min	锻炼 /min
睡眠 /h	睡眠 /h	睡眠 /h

18	19	20
体重 /kg	体重 /kg	体重 /kg
血压 /mmHg	血压 /mmHg	血压 /mmHg
锻炼 /min	锻炼 /min	锻炼 /min
睡眠 /h	睡眠 /h	睡眠 /h

24	25	26
体重 /kg	体重 /kg	体重 /kg
血压 /mmHg	血压 /mmHg	血压 /mmHg
锻炼 /min	锻炼 /min	锻炼 /min
睡眠 /h	睡眠 /h	睡眠 /h

30	31
体重 /kg	体重 /kg
血压 /mmHg	血压 /mmHg
锻炼 /min	锻炼 /min
睡眠 /h	睡眠 /h

	4	5
/kg	体重 /kg	体重 /kg
/mmHg	血压 /mmHg	血压 /mmHg
/min	锻炼 /min	锻炼 /min
/h	睡眠 /h	睡眠 /h
	10	11
/kg	体重 /kg	体重 /kg
/mmHg	血压 /mmHg	血压 /mmHg
/min	锻炼 /min	锻炼 /min
/h	睡眠 /h	睡眠 /h
	16	17
/kg	体重 /kg	体重 /kg
/mmHg	血压 /mmHg	血压 /mmHg
/min	锻炼 /min	锻炼 /min
/h	睡眠 /h	睡眠 /h
	22	23
/kg	体重 /kg	体重 /kg
/mmHg	血压 /mmHg	血压 /mmHg
/min	锻炼 /min	锻炼 /min
/h	睡眠 /h	睡眠 /h
	28	29
/kg	体重 /kg	体重 /kg
/mmHg	血压 /mmHg	血压 /mmHg
/min	锻炼 /min	锻炼 /min
/h	睡眠 /h	睡眠 /h

用药备注（请记录用药后的反应，有无不适，有无想要咨询医师或药师的问题等）

____年____月

医疗相关指标变化记录表

示例:	1	2
体重 /kg 62	体重 /kg	体重 /kg
血压 /mmHg 130/80	血压 /mmHg	血压 /mmHg
锻炼 /min 40	锻炼 /min	锻炼 /min
睡眠 /h 8	睡眠 /h	睡眠 /h
6	**7**	**8**
体重 /kg	体重 /kg	体重 /kg
血压 /mmHg	血压 /mmHg	血压 /mmHg
锻炼 /min	锻炼 /min	锻炼 /min
睡眠 /h	睡眠 /h	睡眠 /h
12	**13**	**14**
体重 /kg	体重 /kg	体重 /kg
血压 /mmHg	血压 /mmHg	血压 /mmHg
锻炼 /min	锻炼 /min	锻炼 /min
睡眠 /h	睡眠 /h	睡眠 /h
18	**19**	**20**
体重 /kg	体重 /kg	体重 /kg
血压 /mmHg	血压 /mmHg	血压 /mmHg
锻炼 /min	锻炼 /min	锻炼 /min
睡眠 /h	睡眠 /h	睡眠 /h
24	**25**	**26**
体重 /kg	体重 /kg	体重 /kg
血压 /mmHg	血压 /mmHg	血压 /mmHg
锻炼 /min	锻炼 /min	锻炼 /min
睡眠 /h	睡眠 /h	睡眠 /h
30	**31**	
体重 /kg	体重 /kg	
血压 /mmHg	血压 /mmHg	
锻炼 /min	锻炼 /min	
睡眠 /h	睡眠 /h	

	4	5
kg	体重 /kg	体重 /kg
mmHg	血压 /mmHg	血压 /mmHg
min	锻炼 /min	锻炼 /min
h	睡眠 /h	睡眠 /h
	10	11
kg	体重 /kg	体重 /kg
mmHg	血压 /mmHg	血压 /mmHg
min	锻炼 /min	锻炼 /min
h	睡眠 /h	睡眠 /h
	16	17
kg	体重 /kg	体重 /kg
mmHg	血压 /mmHg	血压 /mmHg
min	锻炼 /min	锻炼 /min
h	睡眠 /h	睡眠 /h
	22	23
kg	体重 /kg	体重 /kg
mmHg	血压 /mmHg	血压 /mmHg
min	锻炼 /min	锻炼 /min
h	睡眠 /h	睡眠 /h
	28	29
kg	体重 /kg	体重 /kg
mmHg	血压 /mmHg	血压 /mmHg
min	锻炼 /min	锻炼 /min
h	睡眠 /h	睡眠 /h

用药备注（请记录用药后的反应，有无不适，有无想要咨询医师或药师的问题等）

发热时体温记录表

日期		年　月　日				年　月　日				年　月　日			
时间带		晨	昼	夜	深夜	晨	昼	夜	深夜	晨	昼	夜	深夜
		6:00~12:00	12:00~18:00	18:00~24:00	0:00~6:00	6:00~12:00	12:00~18:00	18:00~24:00	0:00~6:00	6:00~12:00	12:00~18:00	18:00~24:00	0:00~6:00
记录时刻		(:)	(:)	(:)	(:)	(:)	(:)	(:)	(:)	(:)	(:)	(:)	(:)
体温表①	(℃) 40.0												
	39.0												
	38.0												
	37.0												
	36.0												
时间带		晨	昼	夜	深夜	晨	昼	夜	深夜	晨	昼	夜	深夜
		6:00~12:00	12:00~18:00	18:00~24:00	0:00~6:00	6:00~12:00	12:00~18:00	18:00~24:00	0:00~6:00	6:00~12:00	12:00~18:00	18:00~24:00	0:00~6:00
一般情况②	尿	正回				正回				正回			
	便	正回				正回				正回			
		性状											
	吐	正回				正回				正回			
	其他												

注:① 发热时,请在“体温表”相应测量温度位置画点;连续发热时,请将点连线。
　② 每发生一回请在“正”字上画线一次记录;若无该情况,保持空白即可。

关节肿胀、疼痛记录图

（在关节肿胀、疼痛处打“√”）

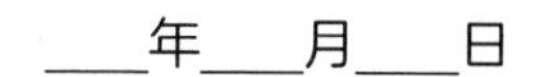

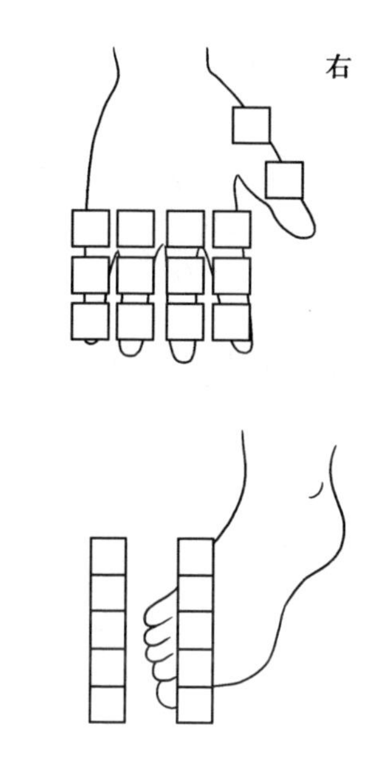

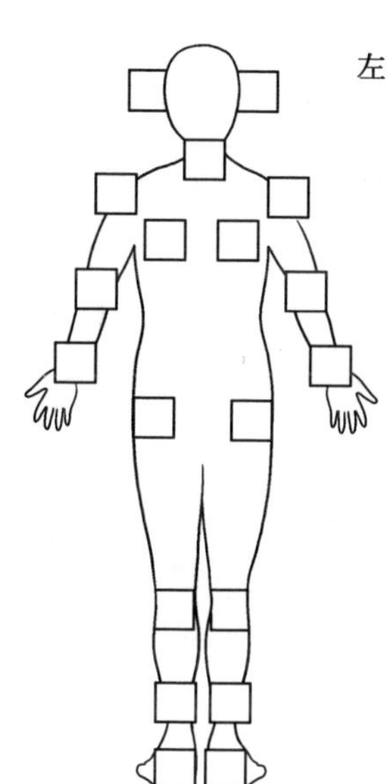

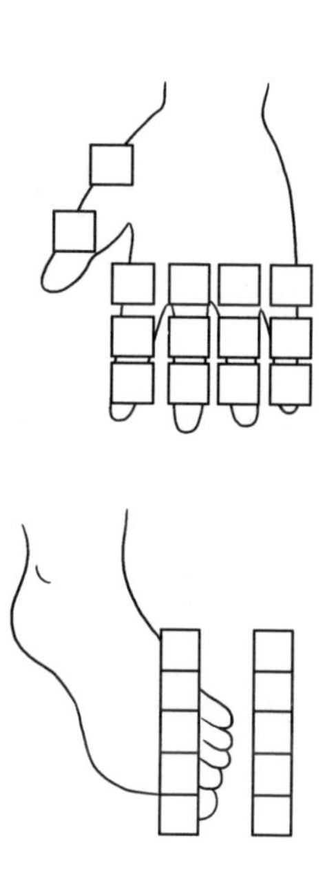

____年____月____日

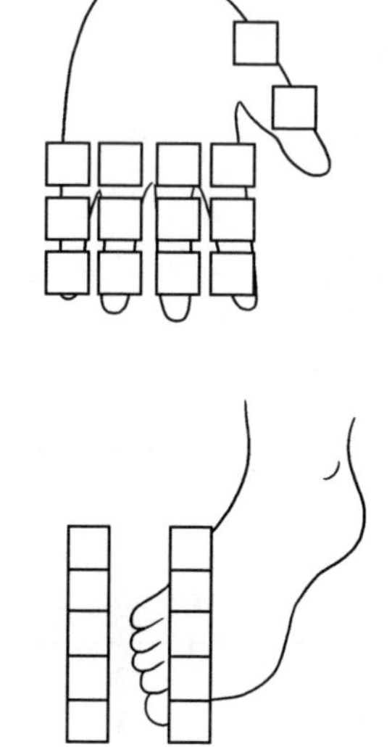

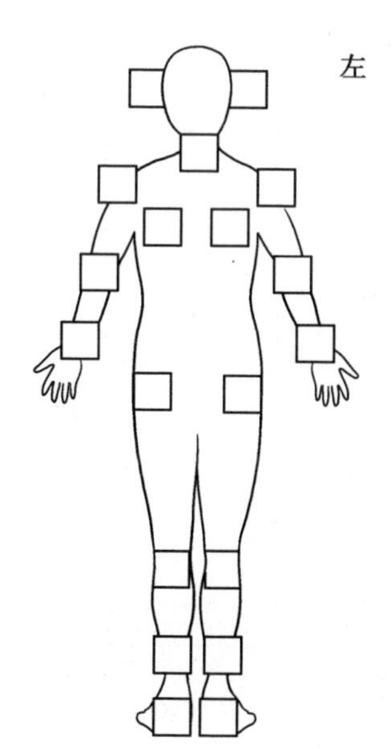

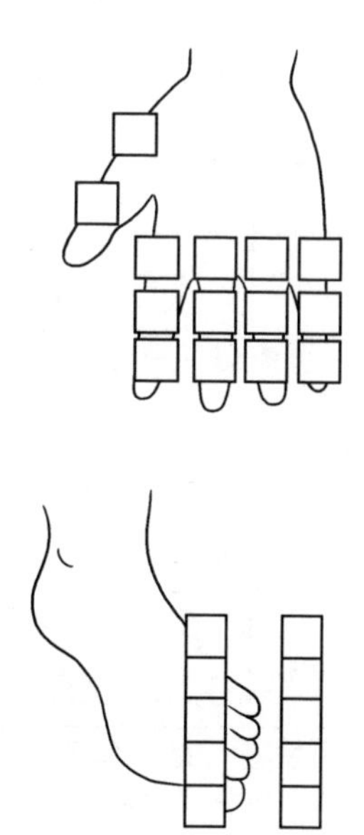

发热时体温记录表

日期		年 月 日				年 月 日				年 月 日			
时间带		晨	昼	夜	深夜	晨	昼	夜	深夜	晨	昼	夜	深夜
		6:00~12:00	12:00~18:00	18:00~24:00	0:00~6:00	6:00~12:00	12:00~18:00	18:00~24:00	0:00~6:00	6:00~12:00	12:00~18:00	18:00~24:00	0:00~6:00
记录时刻		(:)	(:)	(:)	(:)	(:)	(:)	(:)	(:)	(:)	(:)	(:)	(:)
体温表①	(℃) 40.0												
	39.0												
	38.0												
	37.0												
	36.0												
时间带		晨	昼	夜	深夜	晨	昼	夜	深夜	晨	昼	夜	深夜
		6:00~12:00	12:00~18:00	18:00~24:00	0:00~6:00	6:00~12:00	12:00~18:00	18:00~24:00	0:00~6:00	6:00~12:00	12:00~18:00	18:00~24:00	0:00~6:00
一般情况②	尿	正回				正回				正回			
	便	正回				正回				正回			
	性状												
	吐	正回				正回				正回			
	其他												

注：① 发热时，请在“体温表”相应测量温度位置画点；连续发热时，请将点连线。

② 每发生一回请在“正”字上画线一次记录；若无该情况，保持空白即可。

关节肿胀、疼痛记录图

（在关节肿胀、疼痛处打“√”）

____年____月____日

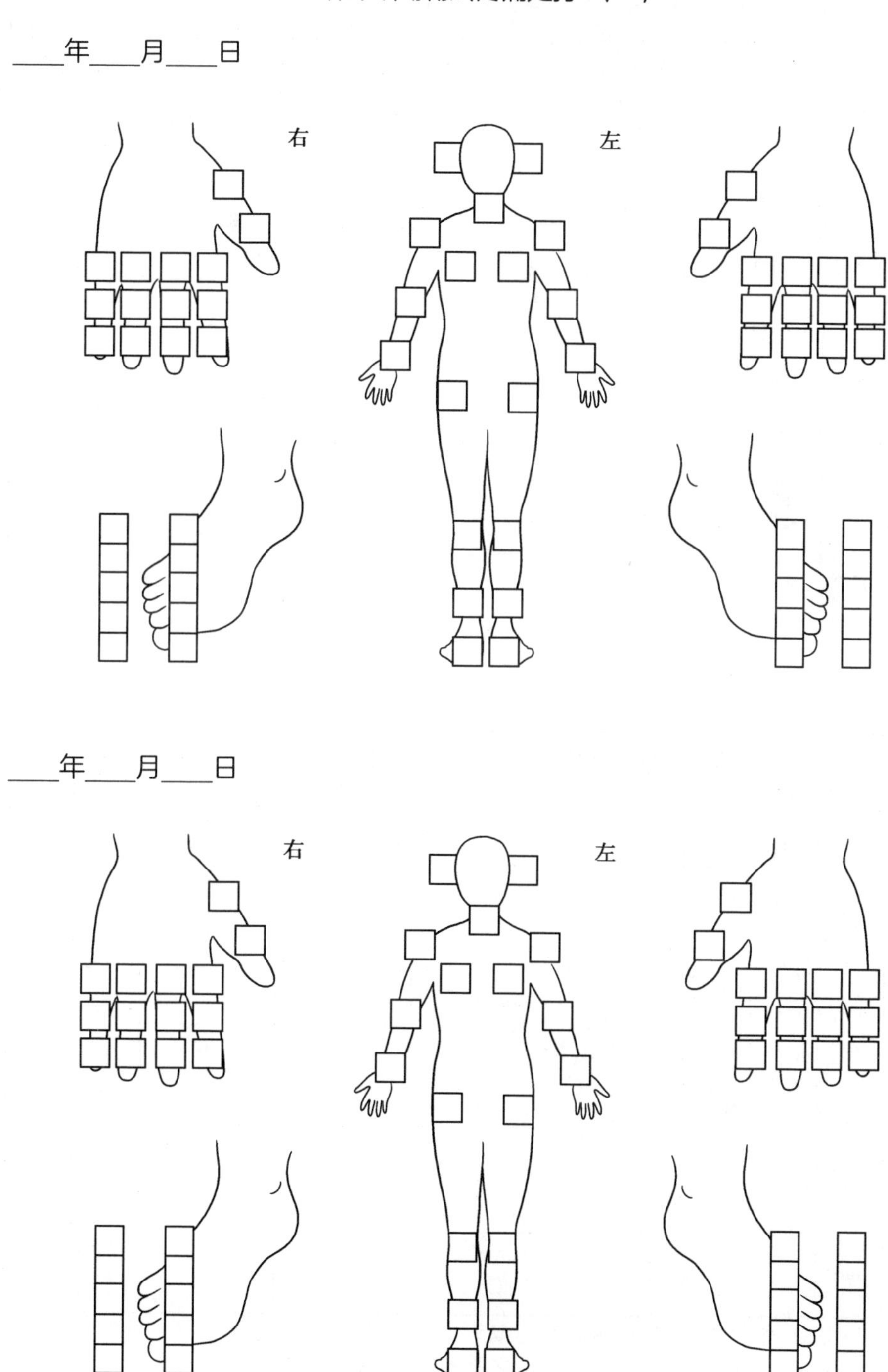

发热时体温记录表

日期		年 月 日				年 月 日				年 月 日			
时间带		晨	昼	夜	深夜	晨	昼	夜	深夜	晨	昼	夜	深夜
		6:00~12:00	12:00~18:00	18:00~24:00	0:00~6:00	6:00~12:00	12:00~18:00	18:00~24:00	0:00~6:00	6:00~12:00	12:00~18:00	18:00~24:00	0:00~6:00
记录时刻		(:)	(:)	(:)	(:)	(:)	(:)	(:)	(:)	(:)	(:)	(:)	(:)
体温表①	(℃) 40.0												
	39.0												
	38.0												
	37.0												
	36.0												
时间带		晨	昼	夜	深夜	晨	昼	夜	深夜	晨	昼	夜	深夜
		6:00~12:00	12:00~18:00	18:00~24:00	0:00~6:00	6:00~12:00	12:00~18:00	18:00~24:00	0:00~6:00	6:00~12:00	12:00~18:00	18:00~24:00	0:00~6:00
一般情况②	尿	正回				正回				正回			
	便	正回				正回				正回			
		性状											
	吐	正回				正回				正回			
	其他												

注:① 发热时,请在"体温表"相应测量温度位置画点;连续发热时,请将点连线。

② 每发生一回请在"正"字上画线一次记录;若无该情况,保持空白即可。

关节肿胀、疼痛记录图

（在关节肿胀、疼痛处打“√”）

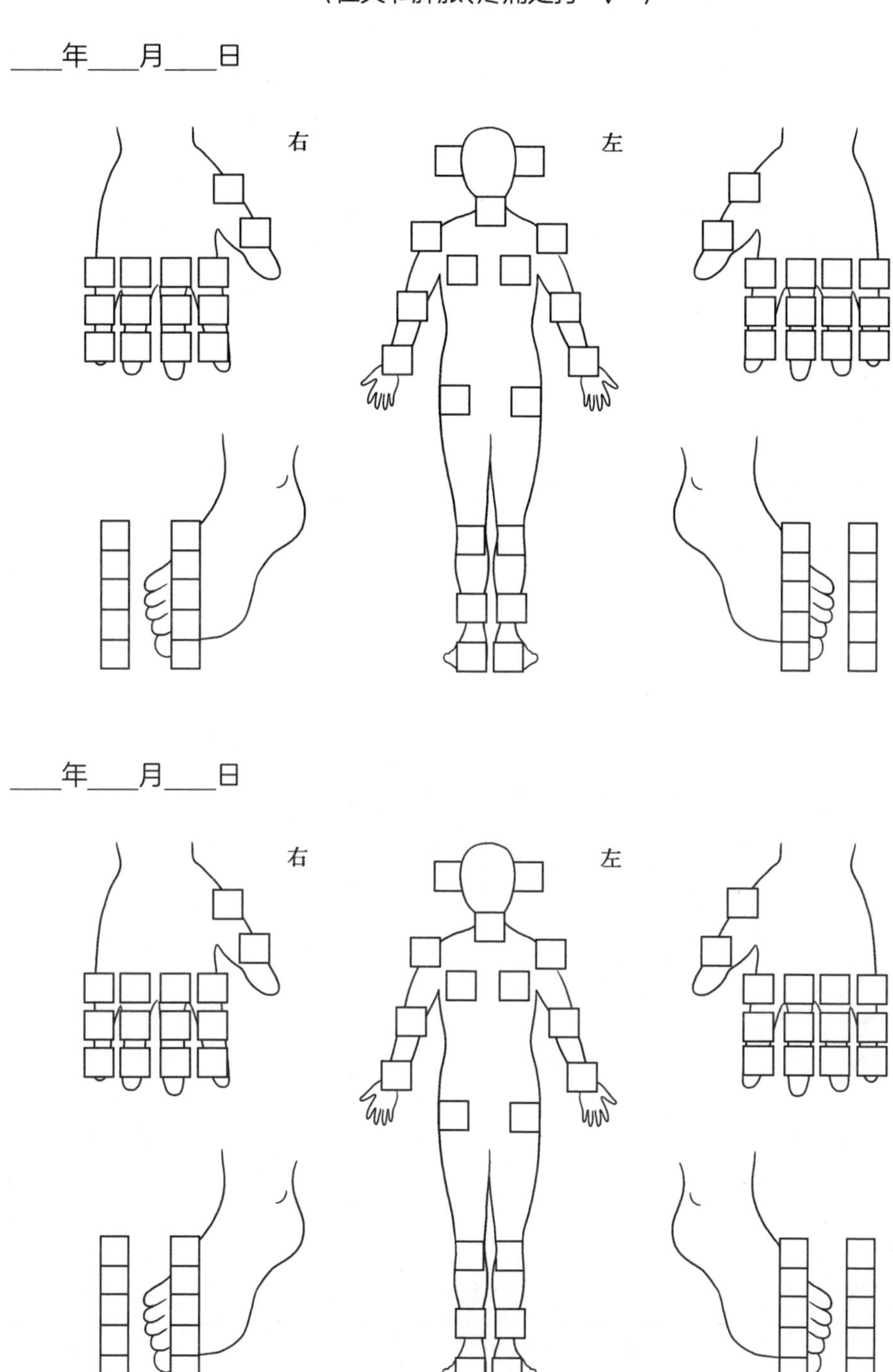

发热时体温记录表

日期		年　月　日				年　月　日				年　月　日			
时间带		晨	昼	夜	深夜	晨	昼	夜	深夜	晨	昼	夜	深夜
		6:00~12:00	12:00~18:00	18:00~24:00	0:00~6:00	6:00~12:00	12:00~18:00	18:00~24:00	0:00~6:00	6:00~12:00	12:00~18:00	18:00~24:00	0:00~6:00
记录时刻		(:)	(:)	(:)	(:)	(:)	(:)	(:)	(:)	(:)	(:)	(:)	(:)
体温表①	(℃) 40.0												
	39.0												
	38.0												
	37.0												
	36.0												
时间带		晨	昼	夜	深夜	晨	昼	夜	深夜	晨	昼	夜	深夜
		6:00~12:00	12:00~18:00	18:00~24:00	0:00~6:00	6:00~12:00	12:00~18:00	18:00~24:00	0:00~6:00	6:00~12:00	12:00~18:00	18:00~24:00	0:00~6:00
一般情况②	尿	正回				正回				正回			
	便	正回				正回				正回			
		性状											
	吐	正回				正回				正回			
	其他												

注:① 发热时,请在“体温表”相应测量温度位置画点;连续发热时,请将点连线。
② 每发生一回请在“正”字上画线一次记录;若无该情况,保持空白即可。

关节肿胀、疼痛记录图

（在关节肿胀、疼痛处打“√”）

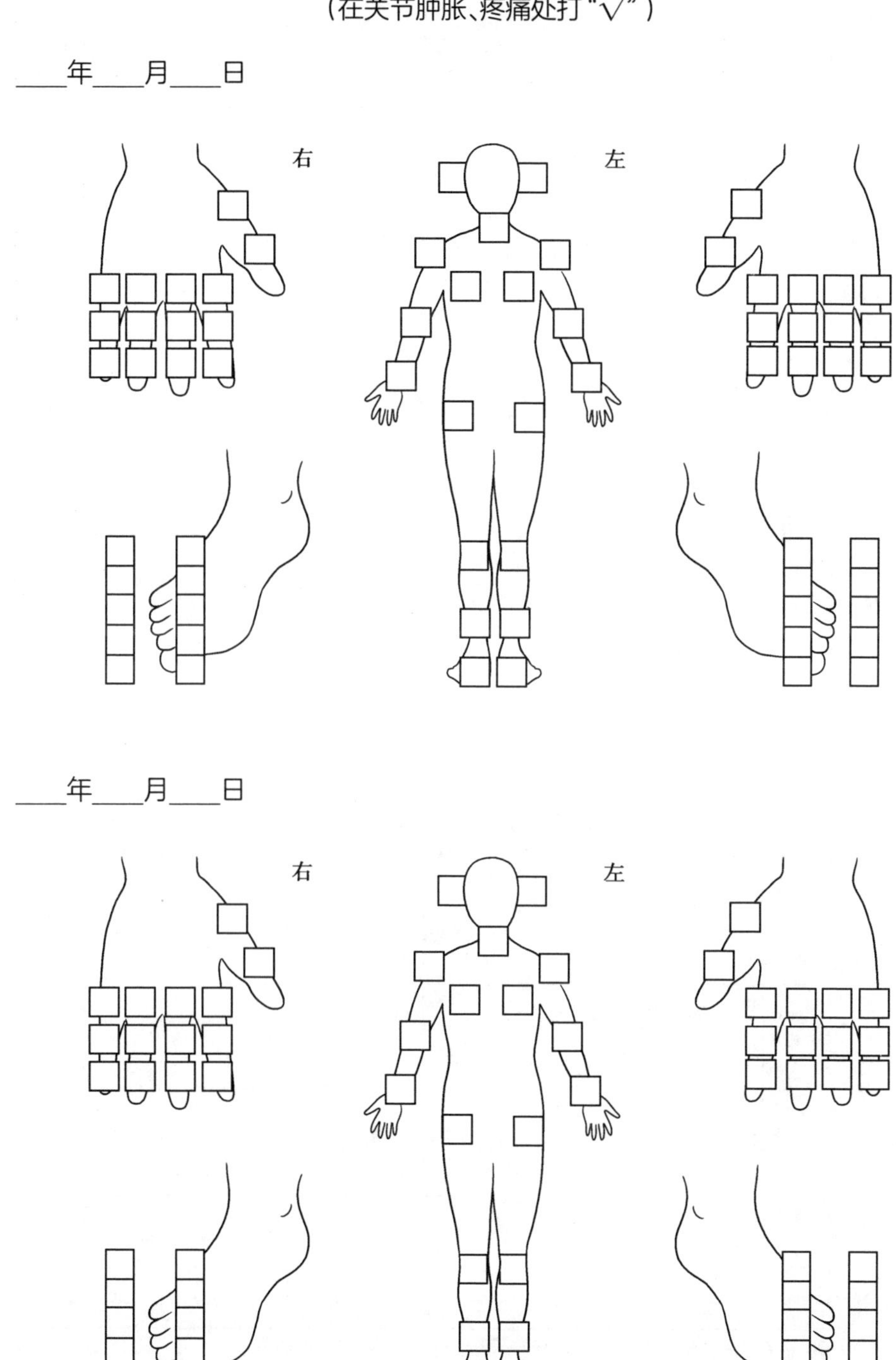

发热时体温记录表

日期		年　月　日				年　月　日				年　月　日			
时间带		晨	昼	夜	深夜	晨	昼	夜	深夜	晨	昼	夜	深夜
		6:00~12:00	12:00~18:00	18:00~24:00	0:00~6:00	6:00~12:00	12:00~18:00	18:00~24:00	0:00~6:00	6:00~12:00	12:00~18:00	18:00~24:00	0:00~6:00
记录时刻		(:)	(:)	(:)	(:)	(:)	(:)	(:)	(:)	(:)	(:)	(:)	(:)
体温表①	(℃) 40.0												
	39.0												
	38.0												
	37.0												
	36.0												
时间带		晨	昼	夜	深夜	晨	昼	夜	深夜	晨	昼	夜	深夜
		6:00~12:00	12:00~18:00	18:00~24:00	0:00~6:00	6:00~12:00	12:00~18:00	18:00~24:00	0:00~6:00	6:00~12:00	12:00~18:00	18:00~24:00	0:00~6:00
一般情况②	尿	正回				正回				正回			
	便	正回				正回				正回			
	性状												
	吐	正回				正回				正回			
	其他												

注:① 发热时,请在“体温表”相应测量温度位置画点;连续发热时,请将点连线。
　② 每发生一回请在“正”字上画线一次记录;若无该情况,保持空白即可。

关节肿胀、疼痛记录图

（在关节肿胀、疼痛处打“√”）

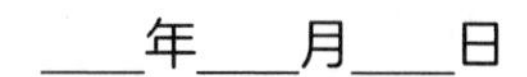

____年____月____日

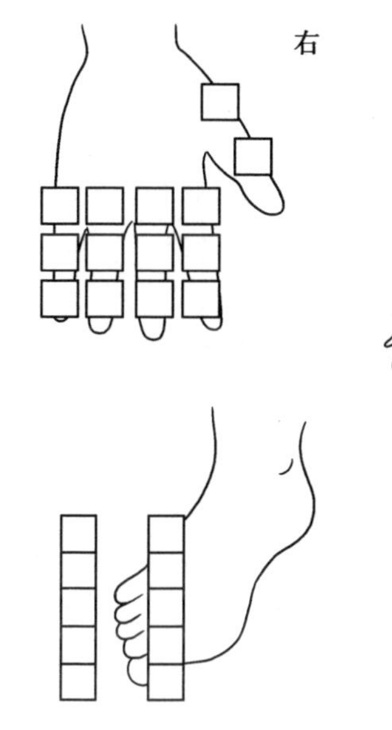

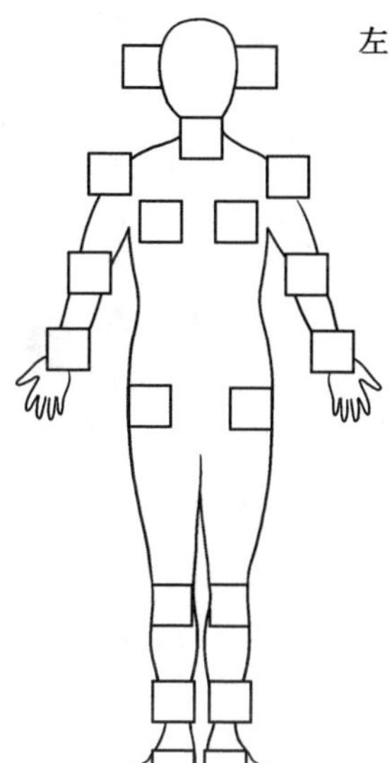

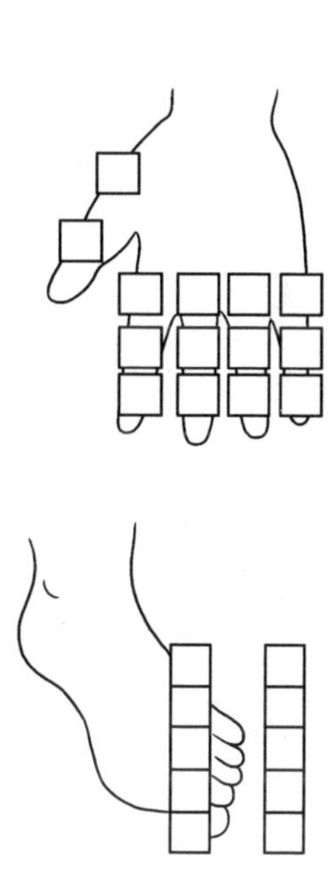

____年____月____日

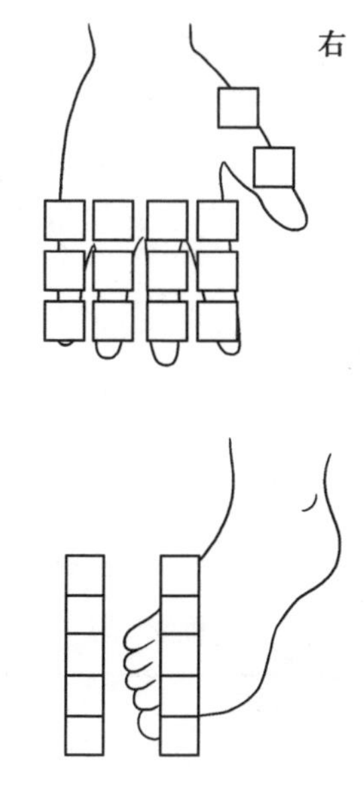

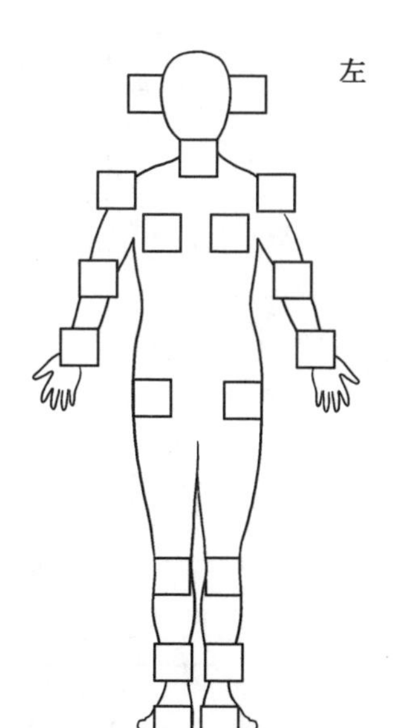

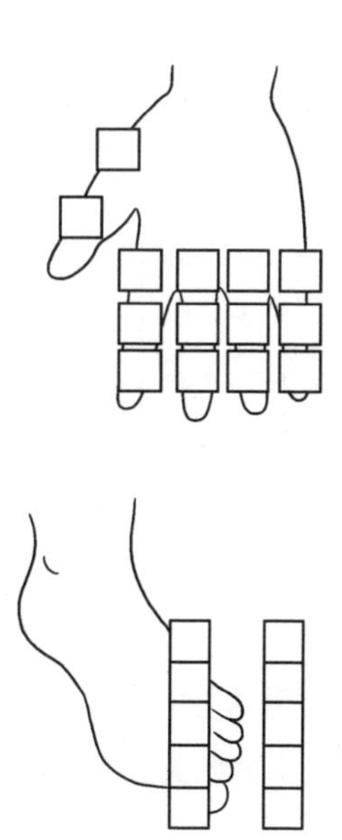

发热时体温记录表

日期	年　月　日				年　月　日				年　月　日			
时间带	晨	昼	夜	深夜	晨	昼	夜	深夜	晨	昼	夜	深夜
	6:00~12:00	12:00~18:00	18:00~24:00	0:00~6:00	6:00~12:00	12:00~18:00	18:00~24:00	0:00~6:00	6:00~12:00	12:00~18:00	18:00~24:00	0:00~6:00
记录时刻	(　:　)	(　:　)	(　:　)	(　:　)	(　:　)	(　:　)	(　:　)	(　:　)	(　:　)	(　:　)	(　:　)	(　:　)
体温表① (℃) 40.0												
39.0												
38.0												
37.0												
36.0												
时间带	晨	昼	夜	深夜	晨	昼	夜	深夜	晨	昼	夜	深夜
	6:00~12:00	12:00~18:00	18:00~24:00	0:00~6:00	6:00~12:00	12:00~18:00	18:00~24:00	0:00~6:00	6:00~12:00	12:00~18:00	18:00~24:00	0:00~6:00
一般情况② 尿	正回				正回				正回			
便	正回				正回				正回			
便 性状												
吐	正回				正回				正回			
其他												

注：① 发热时，请在“体温表”相应测量温度位置画点；连续发热时，请将点连线。

② 每发生一回请在“正”字上画线一次记录；若无该情况，保持空白即可。

关节肿胀、疼痛记录图

（在关节肿胀、疼痛处打“√”）

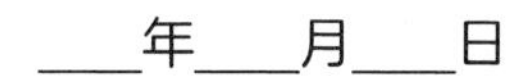
____年____月____日

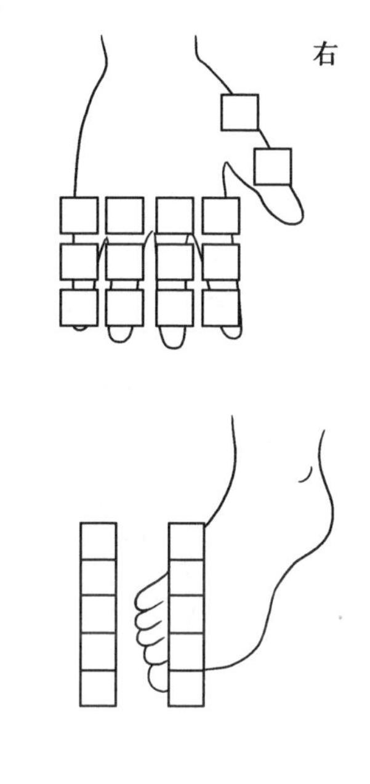

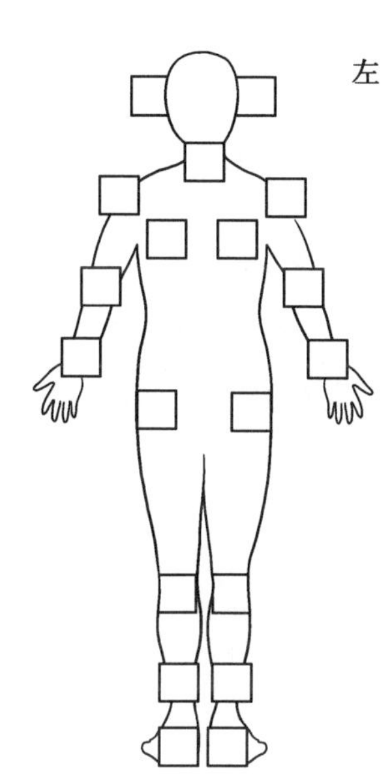

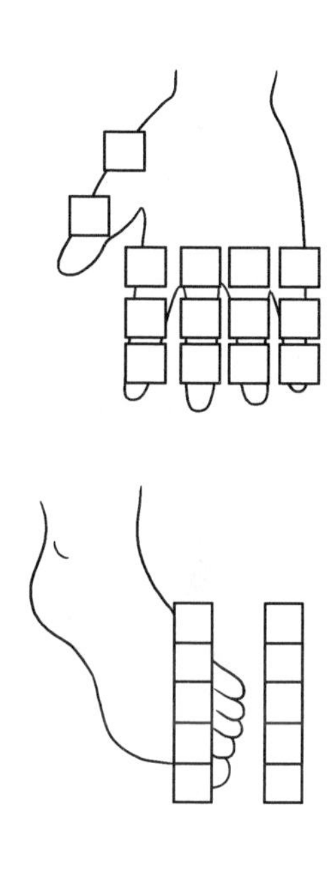

____年____月____日

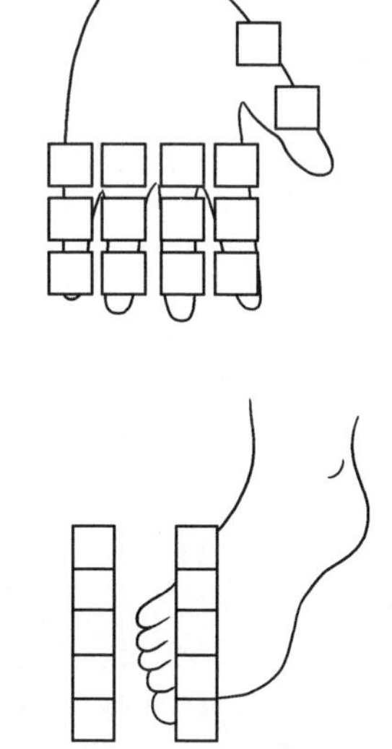

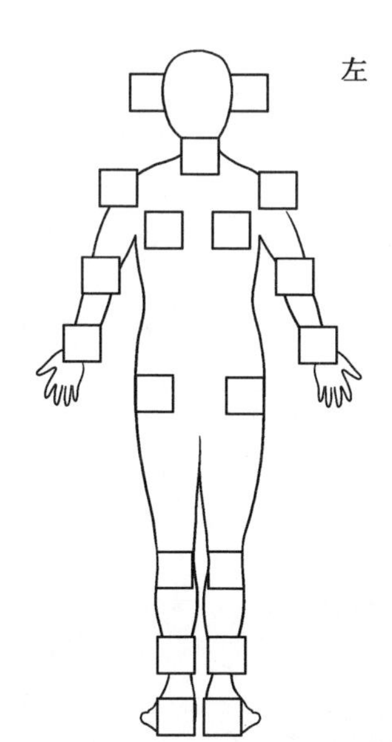

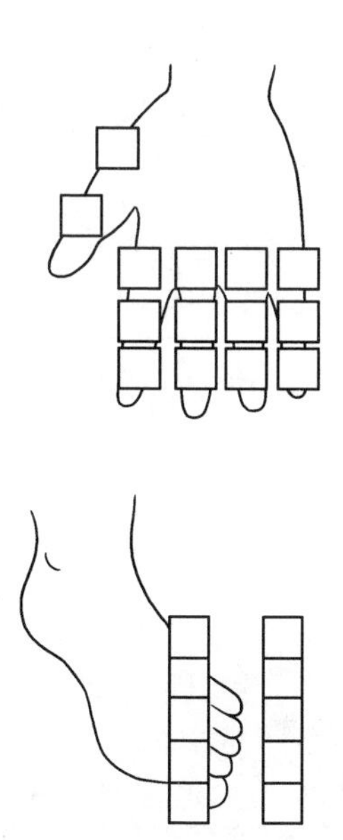

贴处方处：

贴处方处：